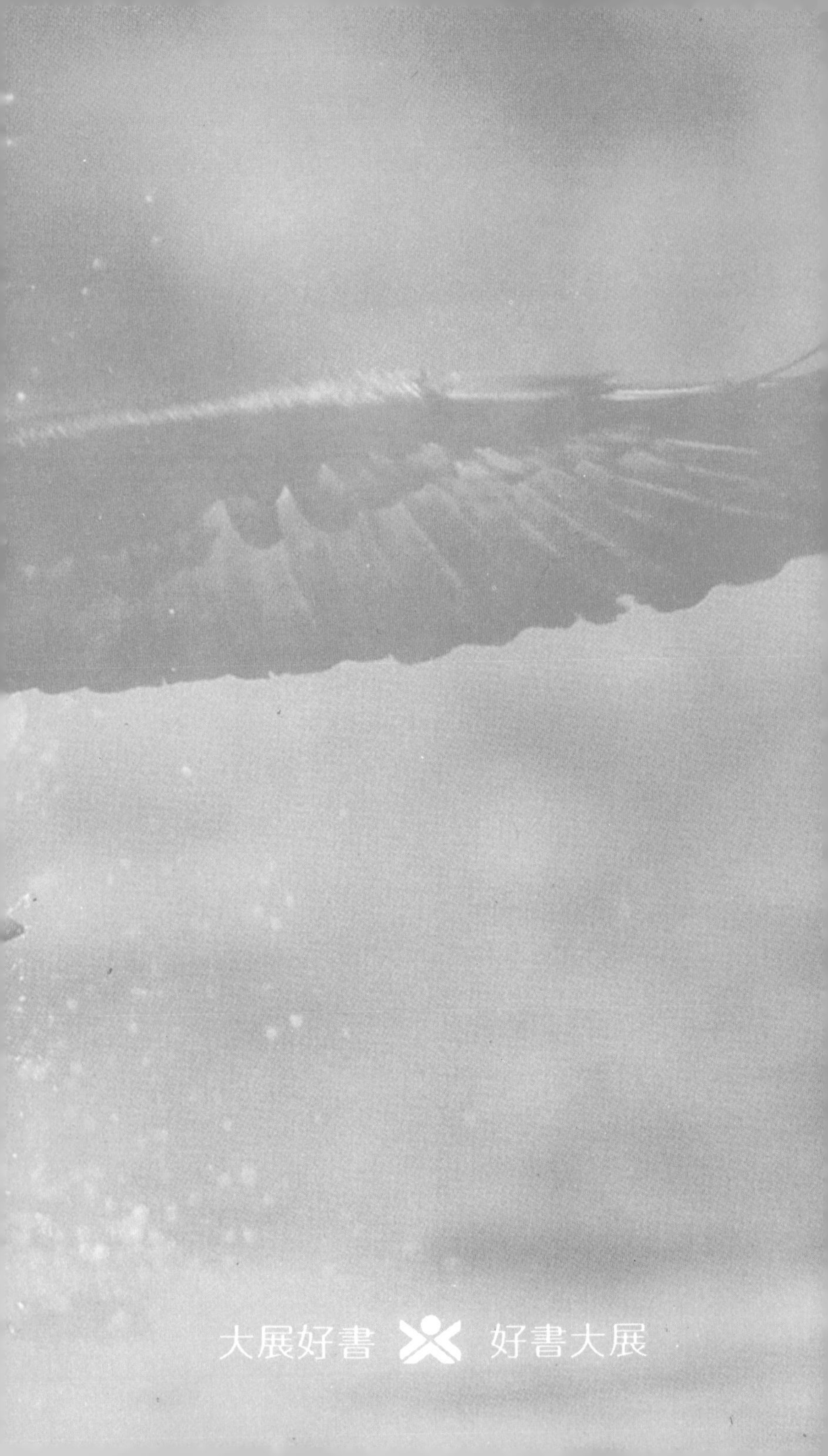
大展好書 好書大展

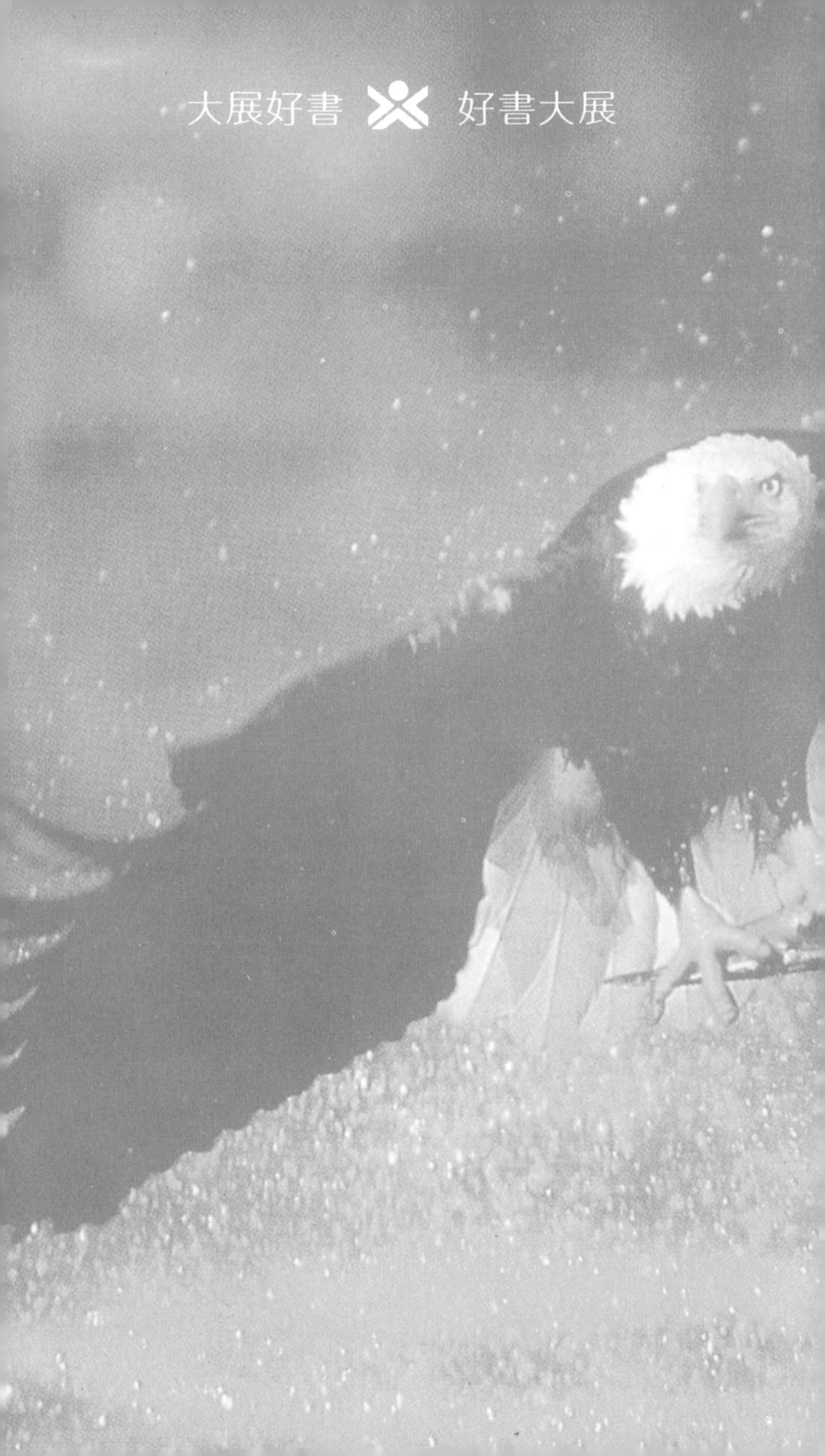
大展好書 好書大展

天然抗生素

蜂膠驚人療效

瀨長良三郎／著
楊少明／譯

21
健康天地

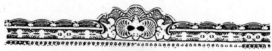

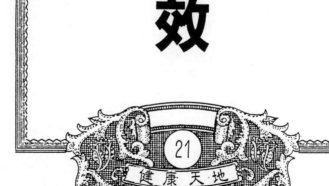

序文

近畿大學中醫醫學研究所教授　有地滋

最近現代西洋醫學受到藥品危害人體、藥劑的副作用，以往以分析為主所做的病態解說發生表裏不一的現象及忽視個人治療等不良因素之影響，以致昔日不受矚目的中醫醫學因而逐漸抬頭。

至於西洋醫學與中醫醫學在治療上使用的藥物來源，前者是採用研發的合成藥品及提取特效成份的物質為主；後者則以截取自然界草根木皮之原始型態為用，因此，二者在這方面的差異是值得注意的。

而藉由對自然界生物的營生及各生物間維持平衡狀態等的觀察，所創造出治療人類疾病的方法，實為積聚數千年人類智慧結晶的成果。

本書介紹的蜂膠療效，也可能自數千年前便是已知的事實。而本書中所介紹的種種生態均可以現代科學為佐證。

不論現代醫學以自然科學為依據，其被受世人青睞的程度如何，我們仍不可忽視自然界中透露出足以治療吾輩疾病的希望。

對於本書的發行在醫療界不僅有捷足先登之勢，且為一向輕視以自然為用的醫學研究者，提供深思反省的機會深感欣慰。

而且本書採用深入淺出的文辭做解說，是非專業人士易於理解的讀本。

前言——蜂膠的神秘效果

由於可能成爲「現代萬靈丹」的消息披露於世後，蜂膠之名頓時成爲舉世矚目的焦點。

蜂膠——對我們來說也許是個陌生的名詞，不過在歐美地區，尤其是歐洲諸國自古便是廣受大衆愛用的健康補助食品或醫藥用品。

蜂膠具有能治療感染症、預防老化、恢復慢性疾病等多方面的效能是肯定的事實。至於最近傳播媒體廣爲報導，有關蜂膠可以治療癌症所造成的熱烈回響，是衆人記憶猶新的熱門話題。

究竟這個被受關注的蜂膠是什麼東西呢？在進入正題前先爲讀者做簡單的說明。

蜂膠跟蜂蜜和蜂王乳一樣，均是蜜蜂所生產的天然物質。

但是，蜂膠並不屬於蜂蜜中的成分，而是構成蜂巢的物質。

氣溫攝氏十八度的初夏時期正是蜂膠的收成期。

在此時期，蜜蜂自花或樹木（白楊、白樺、唐松、樫等）採集花蜜歸巢，這些花蜜在蜜蜂體內會和腹部腺體分泌的一種化學酵素混合後，即形成蜂膠。

天然的蜂膠是具有獨特氣味及粘性的物質，且是由三～五萬隻的蜂巢截取而來，所以每年的收穫量僅有四十～六十公克。

顏色方面雖同採集植物和採集時間的關係稍有差異，但至採集後不久大致都是呈黃綠色。

由於顏色會隨時間延續而逐漸轉成赤褐色，所以市面上販賣的多爲灰色色調的蜂膠。其粘著力的强度宛如人體皮膚中脂肪與蛋白質所產生的相互作用，一旦接觸到皮膚就會牢固的粘貼住。

此外，蜂膠具有遇冷變得堅硬脆弱、遇暖則成柔軟易粘貼的特徵，也可謂其功能。據了解這項特徵正是蜜蜂不可欠缺的重要物質。

原因是，蜂膠可以封閉蜂室的每一處出入口，猶如我們使用的包裝紙般緊密地保護著蜂巢。

其次，能夠維護棲息在一個蜂巢中數萬隻蜜蜂的生命安全是蜂膠最重要的功能。因此將維護蜜蜂健康的蜂膠喻爲「守護神」是最恰當不過的。

由於數萬隻蜜蜂必須擁擠在一個連沙丁魚罐頭也過猶不及的超過密狀態的蜂巢中生存。因此如果没有非常完善的預防設施，勢必會造成擠於狹窄空間的數萬隻蜜蜂，遭濾過性病毒或細菌等有害微生物的侵入而感染疾病，甚至因蔓延而致無一倖存的可悲局面，而蜂膠就是防範數萬隻蜂群生命安全於未然的最佳利器。

就是這個緣故，蜂膠因此成爲足以抵禦有害微生物的抗生素。

根據最近的研究報告指出，至今尚未發現蜂巢中含有濾過性病毒或細菌的例子。

這項零缺點的結果怎不令人驚訝！

再說，蜂膠（propolis）的語源本來是希臘文「位於都市前方，保衛整個都市」的意思（pro＝在前、polis＝都市），從字面的意義便知蜂膠就是保衛棲息在蜜蜂都市（蜂巢）中數萬隻蜜蜂健康的物質。

其實古人早就從經驗中知道蜂膠這種神秘功能。尤其是歐洲北區的民間療法，自古就將蜂膠視爲是「上帝的贈品」般珍貴，並且已經運用在治療疾病和增進健康方面。

同時，醫學界也認定蜂膠具有「恢復細胞生命力」的功能。

蜂膠不但具有抗菌性、抗過敏性、抗炎症性等具體效能，而且也是其原本就賦有的根本作用。

也就是說，由於蜂膠具有恢復細胞生命力的功能，所以能使遭受病原或變態反應原（即引起過敏性反應的物質）入侵的細胞恢復原有的能力，而且也可促進因炎症已破壞的細胞再生。

因此像蜂膠這種能夠直接造就生命力的天然物質，是廣大自然界中罕見的。

筆者將被受現代醫學矚目的蜂膠效果之秘密，以最新的資料及平易的解說盡說明於本書中。至於是否能成功的達到讓大衆受惠的目的，全賴讀者的評斷了。

最後借此一角感謝提供筆者「第五屆國際蜂膠研討會」之相關資料、及西德基爾大學藥學系生化研究所所長班特、哈布斯汀博士之學術論文等寶貴資料的西德哈曼・F・貝爾那公司及優尼克公司。

醫學博士　瀨長良三郎

目錄

第2章　蜂膠的神秘效果

──零副作用的天然抗生素，也就是其最大特長

第3章 為什麼蜂膠效果有口皆碑呢？

——從日益激增的成人病、兒童患者修正日本人以往偏差的健康觀念

第4章　我們對蜂膠的親身體驗

——克服過敏性體質、支氣管炎、膀胱炎、蓄膿症、壓力等寶貴的證言

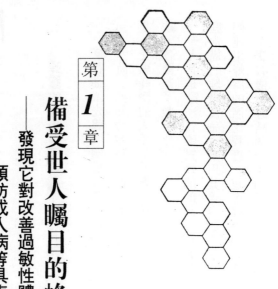

第1章

備受世人矚目的蜂膠效果

——發現它對改善過敏性體質、抗炎症作用、預防成人病等具卓越療效！

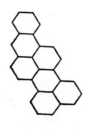

蜂膠是什麼

蜂膠的效果已獲歐洲人的肯定

筆者必須先聲明關於蜂膠卓越療效的熱門話題，其實在十年前就已見於各報章雜誌了。當時，熟知蜂膠特性的，大多是經常接觸它的醫生或學者，一般人難有認識的機會。如今，受惠蜂膠的人不計其數，確實是可喜的，但我所遺憾的是，日本人對蜂膠的認知已經比歐美各國遲了數十年。

尤其是歐洲各國對蜂膠的高評價是日本人無法想像的。我們可以從歐洲人將蜂膠列爲家庭常備的健康食品、利用其美容肌膚的作用製造成化妝品、唇膏或牙粉等事實，便能了解他們運用蜂膠的廣泛程度。也難怪蜂膠位居嘉評歷久不衰。

偶有機會赴歐洲一遊的話，將會被種類繁多的蜂膠產品大吃一驚。就以健康食品爲例，依照產地的不同就有各式不一的蜂膠製品，像有增進身體健康的、有效治療腸胃的、可預防過敏的、或對蓄膿症、口內炎具療效等功效分明，任由購買者依所需自由選購。

不僅如此，羅馬尼亞首都布加勒斯特還設立了「蜜蜂療法診療所」的機構，實爲國人料想不到的。

該診療所進行以蜂膠爲主，蜂王乳、植物的花粉等爲輔的種種治療和預防醫學的研究。

而且也經常以蜂膠爲主題的研討會，一九七二年首次由捷克斯拉夫科學學會的農林業糧食廳主辦召開「第一屆國際蜂膠研討會」。

參加這次研討會的包括西德、法國、澳大利亞、荷蘭、羅馬尼亞、保加利亞、匈牙利、南斯拉夫、蘇聯等三百五十多位著名科學家與會。

並將該次研討會中所獲有關蜂膠對以下症狀的效果公諸於世。

①過敏性疾病
②內科疾病
③循環器官障礙
④關節炎

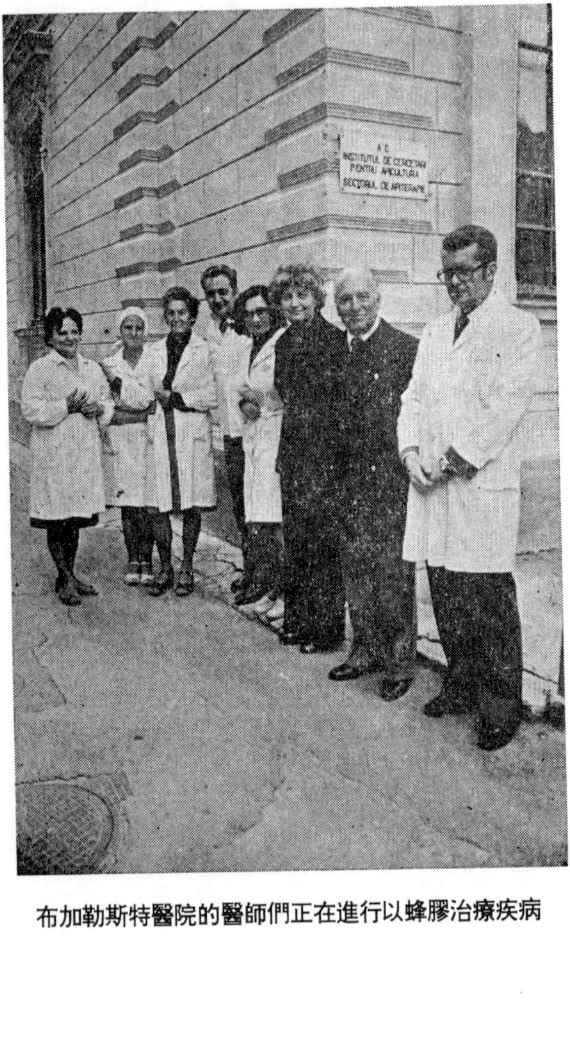

布加勒斯特醫院的醫師們正在進行以蜂膠治療疾病

⑤皮膚病
⑥耳、鼻發炎引起的疾病
⑦其他各種感染症

其後又召開數次國際蜂膠研討會，每次的議題始終以蜂膠是否是現代人維護健康的關鍵爲研討重點，可見與會人員對蜂膠的寄望程度。

百分之百不含添加物的新健康補助食品

從蜂膠的語源—希臘文（「固守都市」之意）便知它的效用自古就是衆所皆知的。據知，蜜蜂約於四千二百萬年前就存在於地球上。只是無法確定自有人類史開始就曾經使用過蜂膠。

不過根據史實資料記載得知，紀元前三百年前就成爲民間療法的藥材。之後，蜂膠即變成上天降與人類維持和增進人體健康及日常生活中不可缺少的「天然珍品」。

但是，當邁入科學發展蓬勃的二十世紀之際，醫學始將治療重心置於科學根據後，蜂膠的地位因而式微，雖仍爲民間療法所使用，但名聲已大不如往昔。

當時，衆人在深信科學根據而未顧慮前瞻的情況下，引進最新的技術與設備，大肆闢建工廠製造讓後世人難以抗拒的化學藥品。

而且，當時盲目使用的人們尚未察覺化學藥品所潛在可怕的副作用問題。

但自一九五〇年之後，人們從科學文明產生的公害和藥物害處等問題，身體驗中發現發達的科學技術雖能造福人群，並未使人類獲得真正的幸福。因此，「回歸自然」的思想始有著實萌芽的趨勢。

以上淺述了有關蜂膠的時代背景，但將再度闡述國人認識它之前的發展情形。

蜂膠的地位迅速竄升於重視健康的先進國——德國

一九六九年，美國食品醫藥局ＦＤＡ（相當於我國的衛生署）發表有關合成香味料的cyclomate具致癌成分的報告。因此就將那一年做爲提醒全球重視健康的「健康推廣元年」。

其後，美國再度發起拒買含有合成食品添加物的食品運動，加上素食主義者的劇增，使得全球性的健康運動達到最高潮。

蜂膠的歷史

希臘著名歷史學家希羅多得在其著作的字裡行間中，充滿蜂膠一詞。且可了解，當時把蜂膠當作治療傷口及潰瘍用的軟膏。此外，同為希臘人的希歐亞拉斯特也在著書中詳述蜂膠的種種。

古代亞述人利用蜂膠的粉末治療傷口、眼疾、腫瘍、炎症、身體局部腫疱及促進毛髮生長之用。

古埃及人還以此做為木乃伊的防腐劑。印加人則以蜂膠治療熱性傳染病、太平洋各島嶼居民用來治療腹痛、炎症的自然藥品中，蜂膠即是主要原料之一。

又，根據六世紀阿拉伯文獻記載，蜂膠有淨血作用，對於腫脹、潰瘍尤具療效。

即使是現代，廣被用於民間療法而被譽為「萬靈丹」的實例不勝枚舉。例如：拉布蘭人以含有蜂膠成分的樅樹樹脂為錠劑，是用來治療出現排尿困難、有毒性排尿困難等疾症的「特效藥」。

蜂膠的使用始於歐洲、繼而亞洲、非洲、北洲，他們都養成以含蜂膠成分的牙膏刷牙的習慣，因而被視為確保牙齒、牙齦健康的聖品。

而歐洲各國也爲提升健康展開各式各樣的宣傳活動，聲勢並不亞於美國。

雖然這些活動浪潮還未對國內造成影響，但卻强烈的刺激多數自古便重視健康與自然問題的歐洲國家。

以英國爲例，自以「小麥麩皮有益健康」爲題，警告肉食主義者的刊物出版後，成爲十八世紀後半的暢銷書。由此可知，今日多攝取食物纖維的熱門話題，早在二百多年前即成爲備受注目的焦點。

此外，十九世紀初，提早改善飲食生活、改善體質運動等風潮盛行於歐洲各國。日本也從此與德國同步展開家喻户曉的山川徒步旅行健康運動。

也許就像現代人尚存自然遭破壞的意識一樣，當時的歐洲人對於産業革命後，受工業化、機械化快速發展的影響，大自然的秩序不再有條不紊，因而心生危機感。

所有運動中以下面的「回歸自然飲食運動」最受矚目。

這項「回歸自然飲食運動」中，最重要，也最廣爲人知的主角就是蜂膠。以下概述該運動的内容。

回歸自然的目的在於「改善生活」，因此，德國在全國設立許多處理配合該運動所需糧

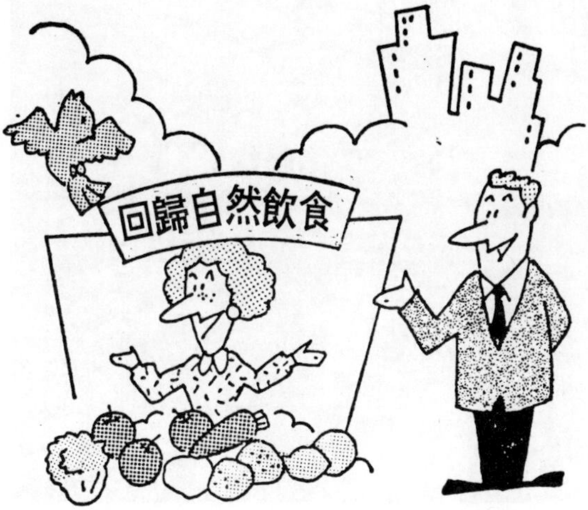

食的專賣店，也就是將這些遍布各地回歸自然專賣店做爲推動該項運動的據點。

並將所需糧食的產地遷到遠離已遭環境污染的柏林郊外，讓回歸自然飲食專賣店重新販售最自然的果實和穀類。

後來，回歸自然飲食的概念深受謝巴斯汀·古納普、馬克斯·比爾希那班那等名人的認同，最後還由貝耳·納克拉德教授提出「不僅飲食，一切都該回歸自然！」的口號助長聲勢。

這項回歸自然飲食運動象徵著德國人對注重健康的強烈意識程度。同時也可知他們重視日常生活細節的精神。

例如以下的例子。當得知某人發生便秘情

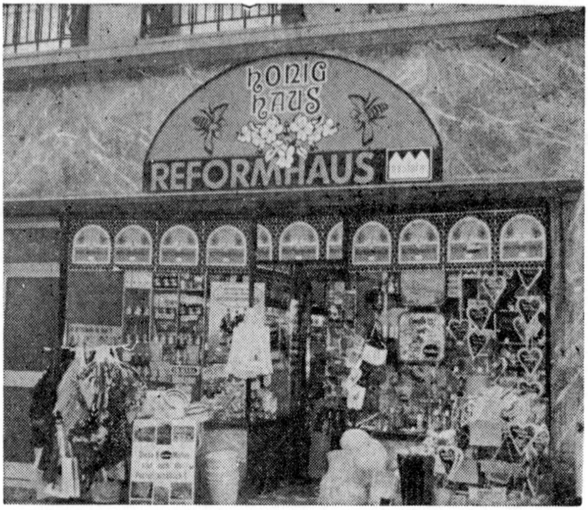

形時，德國人的第一個反應是利用無花果做成的果醬或其他有助於通便的自然食品予以柔和性的治療，而不是立即採用令當事人感到不適的通便劑。

其次，我們可從德國人認爲蘋果被蟲咬是在所難免的，使子女自幼便養成不暴殄天物的教育方式上，看出他們善待食物的自然習性。

德國人這種對待食物的精神，跟最重視外觀連塗了膠或附有一點農藥的水果也吃的日本人相比，可謂「小巫見大巫」。

筆者因公務關係走訪數次德國（西德），從所見所聞的生活細節深感他們重視健康的程度。

就像蜂膠能在重視健康的先進國度裡獲得

德國的生活改善運動

德國的生活改善運動始於一八三二年的「天然水親近會」。該會的目的是希望能夠保持河水、地下水、井水等水源其原有的化學和物理的機能。

一八五三年於德雷斯汀創立「水與飲食協會」，該協會成為德國首先實行自然療法的團體。之後，該協會急速將理念推廣於當時的德意志帝國；一九〇〇年初已經有十三萬名會員遍佈全國。

一八五〇年成立拒用化學合成藥品的自然治療協會，該協會是以溫泉療法、藥草療法研究恢復自然治癒力的治療法為宗旨。

一八七〇年，隨著都市化、機械化等弊害，造成酒精中毒、對酒精有依存性的人口劇增。於是有志剷除這些惡習的青年團體熱烈的於這一年推行反酒精運動。

一八九〇年，出生現今西德的神學者兼哲學家的西巴強．克奈布參考紀元前希臘醫生希波克拉底的自然療法開發獨創的水療法。即使是目前，克奈布療法和現代醫學結合的治療法仍廣被使用於歐洲各大醫和療養院。

一九〇三年，柏林的開業醫師和卡爾費雪共同提議，成立走向戶外的運動組織。更於一九〇九年，設立能讓有志參與該項運動的青年可以投宿的青年活動中心。

高評價與熱烈支持，而成爲回歸自然的食品之一即是最好的例子。難怪口碑好、品質值得信賴的西德進口蜂膠，是國內消費者優先選購的產品。

雖然有關蜂膠的歷史興衰和再次受人矚目的經過稍微偏離了主題，但還是認爲有必要簡介蜂膠現世的經過。

受蜂膠之賜挽回性命的男子

故事的主角是丹麥人，任職梅倫小鎮秘書長的K‧倫道‧阿卡德先生。

他在一九五五年轉調他處的送別會中，獲得裝有六萬多隻蜜蜂蜂巢的紀念禮物。好奇心旺盛的他，將這份禮物置於履新宿舍的庭院中，從此便展開公餘之暇全心投入蜂群生態研究的工作。

一九五七年，阿卡德先生在精心研究過程中發現了一項事實。那就是能夠封閉蜂室所有空隙的「蜜臘」並不是單由工蜂分泌的唾液所構成，尚包括某種類的樹木或花搜集而成的。並且，在他以各種方式溶解蜜膠的實驗過程中，赫然發現在鍋底殘留具有粘性的物質。這種鍋底殘留物即是蜂膠。同時也在偶然的實驗中，發現可獲純度極高天然蜂膠的分離

何謂回歸自然食品

「維持與增進健康的有益物質」是西德推廣回歸自然食品的首要定義，並且設定數個細節條件。

①綜合營養劑。
②營養補給劑能補給適宜的營養與缺乏症及適合預防、治療的物質。
③屬於經過嚴格篩選過，具有均衡的特定營養條件的食品及飲食食品。
④以維持和美容身體為目的的自然食品。
⑤屬於家庭醫療用、或維持與促進健康為目的的自然食品。

並且為了保持製造及品質的條件，必須遵守下列七項基準。

①經過嚴格挑選的高品質原料。
②儘可能使用由未污染、破壞自然環境採收的原料。
③回歸自然的製品中是完全不含有害殘留物，或能將有害程度降至最低限度者。
④不含人工添加物或不使用防腐劑的物質。除非是依法規定添加、或合乎技術問題與品質基準及必須添加等情況，否則一律不得使用添加物的物質。
⑤可以使用自然添加物者。
⑥如有必要，可以依照自然的方法保存製品者。
⑦採取不會使原料的素材變質，或損傷的製造、貯藏（保存）方法者。

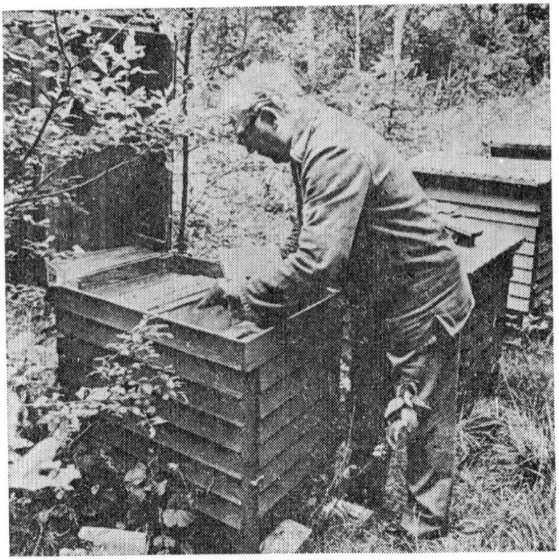

蜂膠的採集

方法。

此後，阿卡德先生對蜂膠的研究更加投入。而且親自飲用蜂膠，連親朋好友也相繼使用這項成品。

後來，因蜂膠的效果使他從鬼門關走一遭又返回陽間。

這個攸關性命的經過發生於阿卡德先生研究蜂群生態後的第十二年，即一九六七年六月三日，由於蜂群的研究專家阿卡德先生在這一天親身體驗到蜂膠驚人效果，因而當天成爲最難忘懷的紀念日。

以下就是這個「故事」的發生經過。

阿卡德的偉大貢獻

那一天，阿卡德先生自覺喉痛、發熱等不適的症狀。但他仍勉强參加事先與同事相約的旅行活動。

而他的病情也在旅途中逐漸惡化，最後在結束旅程時，他的喉嚨已呈腫大且疼痛不堪，連食物也無法入口的地步。原來是喉嚨發炎。

支撐著不適的痛苦回到家，高熱已達四〇・六度。即使臥床也汗流不已。

由於難過不堪使阿卡德先生無法安然入睡，數次爲惡夢驚醒，以致自以爲可能已經蒙主寵召了。

在二、三小時的半醒半睡的狀態下，他想到也許少許的威士忌能使之入睡，於是帶著虛弱身子起床。

在起身之際突然想起裝蜂膠的小袋子。

於是他將少量的蜂膠磨碎加入熱水使之溶化，然後用濾紙過濾，先把濾好的黃色溶液當漱口水，而後飲盡。

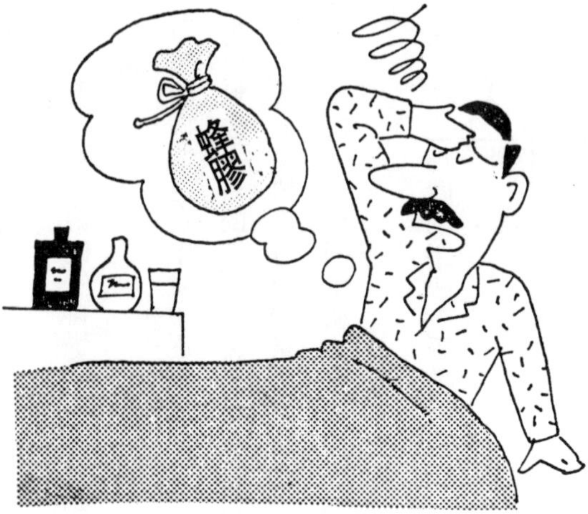

之後回床休息，結果不知不覺的便沈睡了。

翌日早晨「奇蹟」出現了。

睡眠充足後的阿卡德先生赫然發現前日的高燒不但退卻，而且劇烈的喉痛也消失，也就是說蜂膠完全治癒嚴重的喉嚨發炎。

由此不經意的體驗使他確認蜂膠具有強力抗炎症的效果。經過這次的驚人發現，使他更加專心致力於蜂膠的研究。

之後，阿卡德先生即開始進行建立蜂膠做爲治療藥效果體系的實驗，至今已有六萬二千多名參加七項科別的實驗，所以因而收集許多有價值的確實資料。

他的實驗效果雖是民間療法的性質，但經

不斷實驗確實能夠得到應有的效果。

阿卡德先生的研究內容原屬初步階段，進而因多位專家的認可終於獲得科學性的證實。

他不但詳細載明症狀、治療過程、處方等資料，同時也歸納了衆多使用蜂膠治療相同疾病的臨床資料。

於是，步入二十世紀就被人們遺忘的蜂膠，因阿卡德先生再發現而再度嶄露頭角，所以他有不可磨滅的功勞。

各國學者也不斷研究發表蜂膠效果

幾乎與阿卡德先生的研究同時，各國科學家也注意到蜂膠的效果，並陸續發表評價與實驗和研究結果

其中大多以蜂膠可爲抗生素的功能爲主要研究目標。關於抗生素與干擾素的研究則以雷明・休范教授（巴黎大學生化學研究所所長）的研究最著名，以此爲例作介紹。

休范教授自一九六五～六六年間，爲危害人體健康的濾過性病毒和細菌進行一連串的培養實驗。

結果竟發現塗有蜂膠的標本完全沒有細菌繁殖的跡象。而且也由觀察中發覺蜂膠對細菌有毫不留情的致命打擊。

同時，在『有關蜜蜂生態研究』一書中，休范教授這樣寫著「——研究複數蜜蜂蜂巢之際並未檢驗出有濾過性病毒和細菌的存在。而且可以肯定蜂巢中的幼蜂是在健康狀態下成長的」。

關於這一點，已著實令身爲醫生的筆者大爲震驚。

因爲純屬天然物質卻具有獨一無二的强勁抗生性。

通常我會在感冒時或有感冒徵兆時服用比平時稍多的份量。也就是說，在一般狀況時，以市面販售的膠囊式包裝的蜂膠是每日吃三粒，特殊情況則加倍到六粒的份量。

因此，近年來都能不再因感冒而輾轉難眠，可能是每日服用增加對引起感冒的濾過性病毒的抵抗力，即使不幸感染，也會因其本身抗生素的作用而降低感冒的嚴重性。

不過，這並不代表蜂膠是治療感冒的特效藥，一旦患染感冒，仍需服用必須的藥物、注意飲食、充足的睡眠以維持體力爲要。而我之所以給予蜂膠如此高的評價，只是希望讀者將它視爲平時的保養用食品而已。

蜂膠效果代表性研究

①殺死有毒的細菌——法國國立農業研究所養蜂實驗室的皮耶・拉文博士於一九六〇年證明了塗在白楊樹芽上的蜂膠粹取液具有殺死有害細菌的物質。而且還證實蜂膠中所含有的五種相同成分的黃素母酮（黃色染料主體的無色結晶物）存在於白楊樹芽上，也就是蜂膠是由樹木中取得該物質的假設是正確的。

②阻止結核菌的成長——德國科學家弗伊艾斯爾博士發現，利用特殊方法混合複數蜂膠所產生的物質，具有顯著抑制結核菌成長的功能。蘇聯的研究者亞理莫那也發表使用蜂膠挽救結核病患者生命的實例報告。

③具有天然抗生素的功效——美國林汀費爾真博士的研究是掀起美國人研究蜂膠熱潮的先驅者。林汀費爾真博士自一九六七年至六九年，以八十一種的微生物對蜂膠粹取液的作用進行檢查。結果發現，蜂膠對二十四種細菌屬、二十種絲狀菌、一種原蟲，具有抗生素的效果。

④有效治療傷口和發疹——羅馬尼亞的馬古達雷那・莫爾那・多特博士在馬爾吉達醫院進行治療上困難度高的疾病時，使用百分之十含量的蜂膠軟膏，塗抹在小兒的咽喉和頸部的傷口上，發現立即有癒合的跡象，另外，將蜂膠和治療化膿性發疹用的殺菌劑併用，二、三日後發疹症狀便完全消失了。

具有大幅增強生命的功效

能夠有效預防成人病與壓力

蜂膠最受人矚目的，是其具「自然抗生素」的功能。現在則以其深賦「恢復細胞生命力」爲世人的焦點。

而筆者也了解後者功能確實是蜂膠與生俱有的特長，關於這一點將做詳細說明；以下先介紹的是衆人最關切的——蜂膠的具體效果。

這項具體效果內容截自一九八〇年在羅馬尼亞的布加勒斯特召開的「第五屆蜂膠研論會」所發表的研究報告。細讀後將確知蜂膠「驚人」所在。

・預防感染症

由於蜂膠具有強化人體免疫組織的功能，所以能夠增強因細菌或濾過性病毒產生感染症的抵抗力。

法國國立農業研究所養蜂實驗室的皮耶·拉文博士爲研究蜂膠的抗生素性質（抗濾過性病毒及殺菌性），而進行蜂膠提取物溶液和酒精溶液，與十五種細菌可能產生何種作用實驗之際，獲得十五種的培養微生物與蜂膠金屬板接觸後，在短時間內便死亡的報告。

・改善過敏性體質

從蜂膠可以恢復細胞生存力、强化體內抵抗力的作用中，發現它有改善過敏性體質的功能。

關於這一點，巴黎大學生化研究所所長雷明·休范教授進行使用蜂膠治療屬於過敏性疾病之一的枯草熱的臨床報告指出，三名重症枯草熱患者每日服用七～八錠的蜂膠膠囊，八日內病情急速好轉。

筆者認識的一名十七歲女孩就是因服用蜂膠而克服過敏的實例。她自五年前開始，每年二月終了到五月都會出現嚴重的過敏性鼻炎現象。流不停的鼻水，偶而還有頭痛症狀，使她有「生不如死」的痛苦。

二年前的偶然機會，經友人介紹這位爲過敏性鼻炎所苦的女孩。從她的痛述中得知曾經嚐試過各種治療方法，但都無法消除惱人的嚴重症狀。

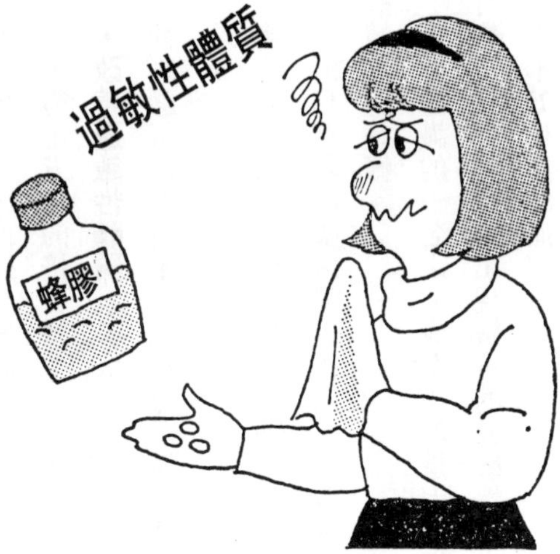

傾聽後，在指導其必須持之以恒每日服用三次，每次三粒蜂膠之前強調：「這不屬於特效藥……。」

直到去年七月，筆者親自接她打到醫院的電話，告知今年春天未再犯過敏性鼻炎的毛病，真是快樂的不得了。

得知這個消息，筆者也雀躍不已。而且在電話之後，又收到快樂女孩寄來附禮物的感謝函。

其實，像這個例子並不稀奇。蜂膠抗過敏的效果時有所聞。從愛用者因使用蜂膠而改善過敏性鼻炎、蕁麻疹、過敏性皮膚炎等口頭報告，便可確知蜂膠效果的實例。

• 防止老化和促使身心恢復年輕

蜂膠具有活化細胞新陳代謝的功能，可有效防止老化。根據自然療法與勞動醫學專家的巴寧教授指出，蜂膠的這項特殊功能尤對老年疾病、身心能力低下者最具效用。巴寧教授就以自己七十高齡爲實驗對象，果真確實蜂膠可以防止老化及促進身心恢復年輕的成果。

・具強壯作用可恢復疲勞

由於蜂膠具有促使每個細胞活性化的功能，所以對恢復慢性疲勞頗具效果。尤對老年人性能力不足特具效用。

・保持血管靭性預防成人病

既可增加血管壁的耐久性，同時也可恢復血管彈力，所以適合有循環器官障礙和高血壓者使用。因此也代表能有效預防造成成人病元凶的動脈硬化。

・有效治療粘膜的炎症疾病

因具使病態細胞恢復正常的强力作用，因此能有效治癒口內炎、咽頭炎、耳鼻疾病、腸炎、胃潰瘍、子宮疾病、牙床炎等疾病。而且對關節炎及其他炎症也具鎮痛作用。

・有效紓解壓力

關於這項將於後再詳述，在此先讓各位了解蜂膠所含的類黃酮具有紓解神經組織的副交感神經系之抗壓力作用。所以能有效治療因壓力引起的胃潰瘍等神經性疾病。

・其他

能快速治療外傷、燙傷、且可有效治療痔、皮膚炎、骨折及疙瘩等。

創「精力的要素」

由上述各疾病可見蜂膠的效果確實包羅萬象。不但效果廣泛，而且對於各症狀都可達深入的療效。

然而，歸納這些作用的最終目的即是「恢復每一個細脆的生命力」。

換言之，蜂膠能夠强化全身的細胞膜、順利促進細胞的新陳代謝，即是它對人體的最大效能。

「服用蜂膠可使肌膚光滑細緻。」

這是女性愛用者使用後最驚訝、滿意的結果，其實，如果深知這是它的根本作用就不足爲奇了。因此也可證明蜂膠可使體內細胞活性化的關係，而使自內側的肌膚開始恢復年輕。

但必須聲明的是，筆者所謂的生命力與一般常稱「某人活力充沛」的意思並不相同，而

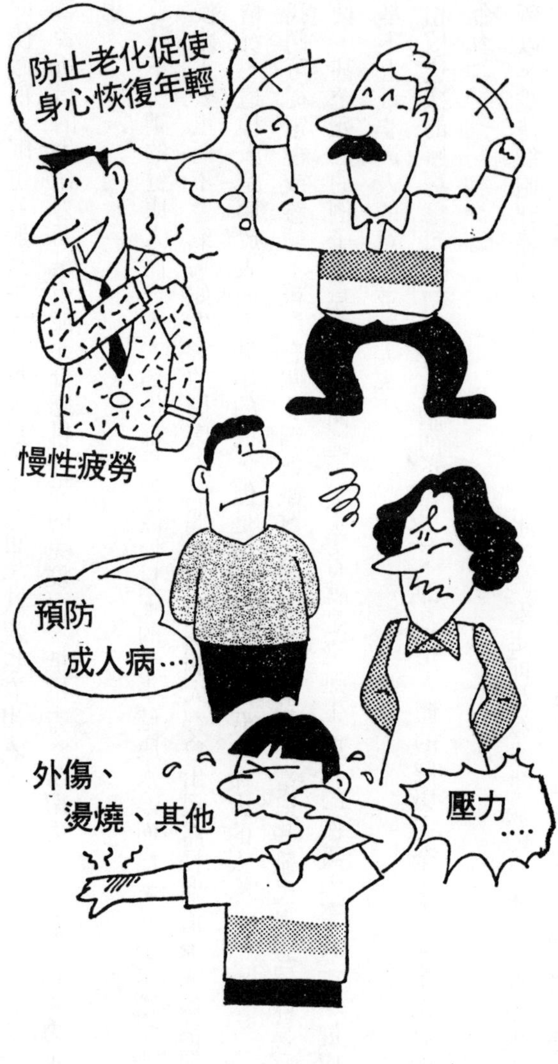
防止老化促使
身心恢復年輕
慢性疲勞
預防
成人病....
外傷、
燙燒、其他
壓力
....

且跟即使徹夜不眠也若無其事，或每天晨跑十公里等狀況也有出入。

筆者所指的生命力乃是指能充分應付外界的免疫力、抵抗力、防衛力，並發揮在體力上的意思。

就時下所謂的健康人而言，大部份都是外觀乍見下的「半健康人」而已。一般來說，平時能慢跑十公里而不會氣喘如牛者的健康人，偶爾稍患疾病大都會出現需長期治療或病情惡化的情況，這種人是屬於表面上健康的人，但是缺乏筆者所謂有生命力的人。

我們可從電視或雜誌上報導有關非洲飢餓難民的角度來解釋，當這些難民患感冒即易感染肺炎，甚至死亡的例子屢見不鮮，而這群不幸者就是毫無生命力的例證。至於「半健康人」基本上跟非洲人的意義並無差異。

相信這樣的解釋應可了解筆者所謂的生命力，即是指人體的健康完全出自與生俱有的「生命力」。

所以，維持細胞旺盛的生命力，能保有高水準的安定即是減少生病的良策。如此不但能平反所有來自外界的壓力，而且可以促進免疫機能的亢進、預防感染症、抗炎症作用，進而改善過敏性體質，是可獲一舉數得效果的聖品。

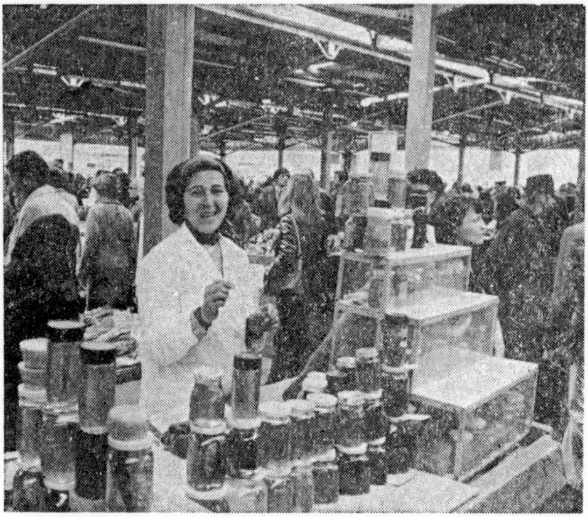

羅馬尼亞農民在布加勒斯特的市場購買蜂膠的情形

「精力的要素」——ATP

據知、蜂膠的成份中含有一種叫類黃酮的物質，這是一種可以製造細胞中稱之爲「精力要素」的ATP（三燐酸腺核苷）物質。

該ATP的內容於最近漸爲明確化。

也就是，使我們生成熱能的最初來源是，來自細胞內所製造的ATP。

能順利生產即是真正的「精力」。省略專業性的說明，ATP就是人類所需的能量與生命力的泉源，即是一般所稱「精力的要素」

而且，如果細胞內能有充足的ATP，自然可有效的處理製造疲勞物質的乳酸，因此就能使老舊廢物十分順暢的排出體外。

也就是說，充裕的ATP能使代謝順利進行，即可保持細胞內的清新度，在此談ATP也許有點脱離主題，不過仍希望簡介ATP。

最近醫學界對細胞能量的變化，尤以細胞內ATP的不足最爲重視，這可能因近年文明高度發達造成腦與肝臟過度使用，產生ATP需求增加所致有關。而腦與肝臟過度使用的結

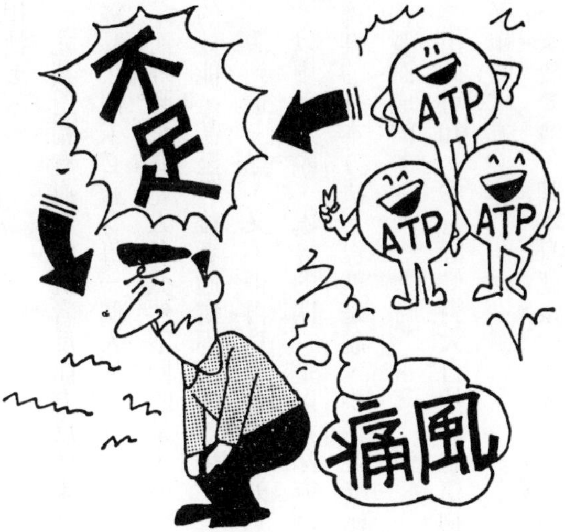

果會造成ATP不足以致迅速生成普林代謝的尿酸生成系統不斷增加。也就是最近「痛風」人口增加，特別是年輕痛風患者增多的原因。

從導致「痛風」前奏的動脈硬化，即可知用腦過度是造成現代人爲强化ATP生產量而重視蜂膠研究的主因。

然而，想要達到增加精力要素ATP的產量，順利排泄乳酸之類的有毒物質，以便提昇細胞生命力的目標，驚奇的蜂膠效果即是强化精力要素細胞最佳天然物質。

適合任何體質使用

一聽說：「提高生命力，增强活力」大多數的人都會想到中藥的高麗人參，筆者也認同高麗人參確實含有這方面需求的成分。但實例中曾發生過因使用不當，而造成料想不到的副作用情形。

尤其對稍有血壓情況者反而有反效果。常見服用後血壓升高的病例。所以，高麗人參雖屬補品，但未必適合每一個人。

而蜂膠跟高麗人參截然不同的是，前者可無需顧慮的適合任何使用者。並且具有後者相同的效能，甚至有後者過猶不及的效用。

說到這一點，又不得再爲蜂膠加上另一個特點。那就是其「純品質」的效能。

以中藥來說，處方的開立是以某味方劑的最有利面爲主，而不足部分再配以其他生藥成分爲輔的基本方法。也就是說，中藥並非由一種藥草或一種動物成分所組成，而是由數種成分調製而成的。

由此可知，中醫師們對大自然的動植物性質瞭若指掌，加上智慧的配合才能調配出可相互平衡的處方。

至於蜂膠，其本身就跟中藥成分一樣同屬自然物質，只不過它本身的「純度」已經達到不加外物配合而平衡的最高程度。

蜂膠所含的各種成分之平衡量幾近完美無缺、無懈可擊的零缺點境界。

蜂膠的驚人效果絕無例外

蜂膠對提昇人體生命力的傲世效果並不止於局部性，而是全面性的。曾說過，生命力是指能夠遍及全身，使精力充滿於每個角落的情形，才是真正健康的生命力。

例如，某人的肝臟充滿生命力，但腸胃卻缺乏生命力，這種不完整的局部缺憾仍不屬於健康之列。

同樣的，以生殖能力而言，單一味的提高該方面的生命，而忽略其他方面，造成厚此薄彼現象，也非健康之體。

所以，生存在現代社會的人，爲了能徹底讓全身每個細胞都能自身體深處獲得充滿生命力的「精力」要素，而不成爲「無病呻吟的患者」，筆者可斷言，蜂膠絕對是衆望所歸最理想的健康食品。

*克服因胃潰瘍導致過瘦的現象

山下博文（25歲。公司職員）

胃潰瘍的關係造成過瘦、食慾不振、腸胃、身體狀態均不佳的情形。當時經友人指點服用蜂膠，結果在短時間內體重增加二公斤。而且，食指大動、容易入睡，真是喜出望外。

*一個月便恢復體力

松田幸子（60歲。保險公司業務員）

長年受困工作疲勞引起的偏頭痛和肩酸痛。初次服用蜂膠時是抱著半信半疑的心理。沒想到一個月的時間疲累感消失，身體狀況也趨好轉。並且不再有以前那種飲食過量的狀況所以體重也相當穩定。

*消除難治癒的肩酸痛

中野節子（52歲。洋裁業）

開始服用蜂膠後，可以感覺到氣色好轉、心情愉快、個性開朗等變化。而且由衷感謝蜂膠消除了工作關係造成的肩酸痛和眼睛疲勞的長期煩惱。

*有效治癒脂肪肝

塚本靖博（24歲。公司職員）

以前常為青春痘、紅臉而煩惱不已，自從服用蜂膠後，消除了多餘的脂肪、皮膚也紅潤光滑。同時也因蜂膠的關係，不再受制於飲酒過多造成肝臟機能不佳所導致的食慾不振、難於入睡和起床的不良狀況。

第2章

蜂膠的神秘效果

——零副作用的天然抗生素，也就是其最大特長

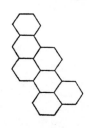

豐富含量的類黃酮是眾所矚目的焦點

蜂膠為何有效

本章中將藉著介紹蜂膠的主要成分類黃酮、抗生素的功能、强化副腎功能等三個不同角度深入剖析其神秘的真面目。

不過，在開始介紹類黃酮的概要之前，打算先略述蜂膠的組成成分。

有關於蜂膠成分，由於提取和分析上困難重重，所以很難取得研究者其爲自然混合物。可是西德基爾大學藥學系生化研究所所長班特・哈布斯汀博士調查結果發現，蜂膠成分大致如下：

①樹脂膠狀物質……約50～55％
②蜜膠（膠）……約30％
③精油（乙醚）……約8～10％

④花粉（酯類）………約5％

其次介紹細部成分。

首先介紹含有二〇～三〇種濃縮成分的類黃酮。事實上，這種成分可謂蜂膠生化學、醫學效果的泉源。

其他還包括氨基酸、將近十種的礦物質、數種維他命、脂肪、有機酸、酯等成分。

由此可知，蜂膠不但含有量多的類黃酮，且富有維他命、礦物質等微量元素，的確是具有增進人體健康的功效。

成為熱門話題的類黃酮

最近常見口香糖製造廠大肆打著「含有類黃酮的成分」的招牌發售產品，而這項成分目前也成爲醫療界爭議的焦點。

類黃酮是存在於能行光合作用的植物或其他生物中的一種色素。植物方面多見於黃蘗類植物的葉內。而咖啡、茶、可可、果汁等飲料，及胡椒、肉桂等辛辣調味料中也含少量此成分。

蜂膠的成分比例

成分	
蛋白質	1.5 （%）
脂　肪	47.0 （%）
纖　維	3.3 （%）
糖　質	19.0 （%）
灰　分	26.4 （%）
水	2.8 （%）
維他命 B_1	0.01（mg/100g）
維他命 B_2	0.12（mg/100g）
維他命 B_6	0.10（mg/100g）
維他命 E	3.8 （mg/100g）
葉　酸	7 （μg/100g）
泛　酸	0.08（mg/100g）
環已六醇	6 （mg/100g）
尼古丁酸（菸鹼酸）	0.21（mg/100g）
維他命 H	1.7 （μg/100g）
錳	18.2 （ppm）
燐	37.1 （mg/100g）
鐵	172 （mg/100g）
鈣	3,360 （mg/100g）
鉀	114 （mg/100g）
鎂	2,470 （mg/100g）
銅	9.39（ppm）
珪　素	1,980 （mg/100g）
亞麻仁油酸	300 （mg/100g）
リルン酸	100 （mg/100g）
維他命 P	75 （mg/100g）
胺基酸成分	
藻　膠	0.04（%）
離胺酸	0.03（%）
組織氨基酸	0.02（%）
氨基本	0.04（%）
酪胺酸	0.03（%）
白氨基酸	0.08（%）
異酪氨基酸	0.06（%）
蛋氨酸	0.02（%）
蛋白質胺酸	0.06（%）
丙氨酸	0.07（%）
氨基乙酸	0.06（%）
麩　質	0.06（%）
麩胺基酸	0.11（%）
希土類元素酸	0.07（%）
羥丁氨酸	0.05（%）
氨基丁二酸	0.10（%）
色氨基酸	0.05（%）
硫胱氨酸	0.03（%）

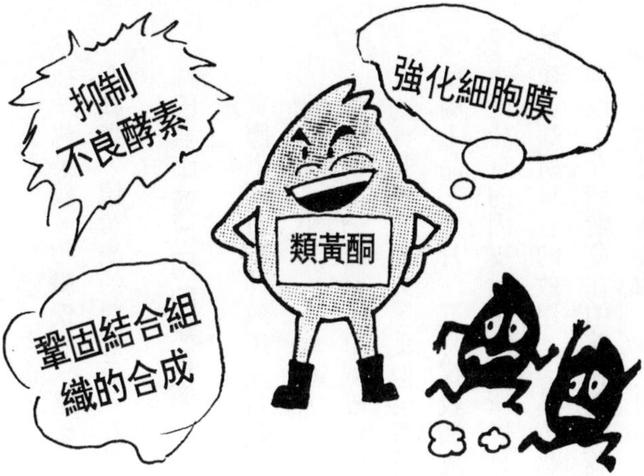

關於類黃酮成分的疑點甚多，但經過生化學者對其構造和作用等方面的研究，已發現三〇～四〇種的成分，且大致分類為水溶性和脂溶性二大類。

至於蜂膠成分，正如前述，它含有二十種以上這項成分。據了解，蜜蜂以其足部的袋子將枯死後的植物所含的類黃酮成分運回巢穴，及蜜蜂本身出產的各種分泌物即是蜂膠的來源。

那麼，類黃酮究竟有何作用呢？

至目前為止已知該成分具有以下的效果。

①強化細胞膜，促進所有細胞功能的活性化。

②鞏固結合組織的合成，使濾過性病毒和細菌難於乘虛而入。

③抑制「不良酵素」的形成，避免發生致癌物質。

如果從治療角度來看，它能有效治療糖尿病、高血壓症、傳染病、心臟疾病、過敏性疾病、壓力性胃潰瘍等。

其實，類黃酮的效能並不在於它的治療效果而在於它的作用。

已為中藥所用的類黃酮

實際上類黃酮的效用遠自數千年前就爲中醫醫學所知，但並非現在的名稱，而是中藥的「黃蘗」。

中藥書籍『新修本草圖經』中記載，

「黃蘗樹高數丈，葉似吳茱萸或紫椿；（中略）有緊密且厚二、三公分的樹皮；新鮮的黃蘗屬上品，二月、五月採收樹皮，暴曬至乾」

由於莖的內皮呈黃色，所以日文稱「黃膚」。根據近年的藥理研究發現，黃蘗的效用即是類黃酮所具有的效用。因爲黃蘗中含有大量的類黃酮。

以下介紹黃蘗在中藥和民間藥使用時機。

①做爲中藥使用……主用於解毒、解熱、控制炎症、止吐、止下痢等內服及外用方面。

②做爲一般藥品使用……黃蘗散等均是利用黃蘗粉末製成的藥品。

③做爲民間藥使用……被視爲仙丹的著名腸胃藥——陀羅尼助就是以黃蘗粉末爲主要原料的民間藥，該味藥對胃炎、腸粘膜炎、傷胃等疾症具實際效用。其他如跟陀羅尼助有相同效用的百日草也是以黃蘗爲主體的民間藥。此外尚有數種民間藥也都是以黃蘗爲主要原料。

除上述三種用途外，黃蘗還可做爲製酒（黃蘗酒）及染料之用，可謂已溶入人們生活之中。

從藥理的角度來看，黃蘗的主要作用包括抗菌、促進刀傷的癒合、抗炎等，而類黃酮的作用與黃蘗極相近，既能了解黃蘗的作用，自然能領會後者的內容。

因此，最近成爲新焦點的黃類酮並不是新產品，其實就是在中藥或民間治療上具有悠久歷史，效用家喻户曉的黃蘗。

而本書的主角蜂膠即是含有相當豐富的類黃酮，並與其他天然成分自然合成，所以能夠比單一的類黃酮還能發揮更大的效能。

雖然這是很普通的表現，但始終認爲是最自然最完美的。因此，蜂膠可說是大自然所創造的「傑作」。

類黃酮的治療效果

根據班特·哈布斯汀博士的研究結果顯示，類黃酮在治療方面具有以下的效果。

①有效治療牙齦炎、糖尿病、壞血病、高血壓症、循環器官系統的障礙

類黃酮能夠抑制多糖酵素的分解，促進骨有機質的合成，所以可能是對這些疾症具療效的原因。

②避免感染傳染病

由於具有強化結合組織的功能，因此可能避免傳染病的感染。也算是抗菌作用的效果。

③預防心臟疾病、腦中風

因為能夠促進骨有機質和多糖的合成及強化血管壁，所以能有效治療血管方面的疾病。

④有效治療過敏性疾病

當肥大細胞（肥胖細胞）脫離組織胺時，即發生過敏。組織胺一旦發生游離，便造成毛細血管擴張、流向組織的血液無法順暢流通的情況，因而出現支氣管收縮、皮膚發疹等過敏特有的症狀。而類黃酮具有阻止引發過敏症狀根元的組織胺游離的功能，所以對預防過敏具預期效果。

⑤有效治療壓力病引起的胃潰瘍諸類疾症

類黃酮具有紓解神經組織的副交感神經枝的抗壓力作用，是其另一項重要功能。因此類黃酮能夠有效治療因壓力所造成的胃潰瘍等神經性病症。

含中藥成份的黃蘗

漢方方劑名	構成生藥名
溫清飲	當歸，地黃，芍藥，川芎，黃連，黃芩，山梔子，黃蘗
黃連解毒湯	黃連，黃蘗，黃芩，山梔子
加味解毒湯	黃連，黃芩，黃蘗，山梔子，柴胡，茵蔯，龍膽，木通，滑石，升麻，甘草，燈心草，大黃
荊芥連翅湯	當歸，芍藥，川芎，地黃，黃連，黃芩，黃蘗，山梔子，連翅，荊芥，防風，薄荷，枳實，甘草，白芷，桔梗，柴胡
柴胡清肝湯	柴胡，芍藥，川芎，地黃，黃連，黃芩，黃蘗，當歸，山梔子，連翅，桔梗，牛蒡子，栝樓根，薄荷葉，甘草
七物降下湯	當歸，芍藥，川芎，地黃，鈎藤，黃耆，黃蘗
蒸眼一方（洗眼）	白礬，甘草，黃連，黃蘗，紅花
中黃膏（外用）	胡麻油，黃蠟，鬱金，黃蘗
楊柏散（外用）	楊梅皮，黃蘗，犬山椒

自然度百分之百

也許有人認爲自然界的生物未必都具有百分之百的自然純度。的確，自然界中能夠完全不受污染如「上天所賜」的物質卻是少有，而蜂膠就是大自然所賜的稀有物之一。

一般人常將乳酸菌飲料稱爲自然的飲料，但它的「自然度」卻與蜂膠有天壤的差異。

乳酸菌飲料自千年前即爲土耳其人、西藏人經常飲用的飲料，算是具有歷史性的飲品。

但是，其製造過程是由自然的

「牛乳」加上人類另外添加某些原料「加工」，而成有變的飲品，因此，對健康層面而言，可算是健康飲料，但嚴格來說並不屬自然飲料。

況且，最近在食品中加入添加物的加工食品，逐漸增加銷售於市面是衆所皆知的情況。至於蜂膠的「自然度」如何?是我們無法細數的。因爲在提取過程中只是將蜜蜂製造出產物，除去不純淨部分所留取的精製產物。所以，蜂膠的「自然度」絶對是百分之百的。

言歸正傳，爲什麼「自然就是好的」筆者理由如下。

自然物質本身不可能是由單一成分所構成，但卻不同於由實驗室製造出含有化學成分的合成物，而從蜂巢中取得的蜂膠不但含有類黃酮，而且還有氨基酸、各種礦物質，數種維他命、有機酸等衆多成分，單是類黃酮有二十~三十種成分在內。

像這種涵蓋A要素、B要素、C要素、D、E……甚至數十百種要素在內，卻能達到絶妙平衡使之成爲一體的組合，就是自然物質的特點。

因而，只有「受自然恩賜」的物質才能有如此純淨的自然度。

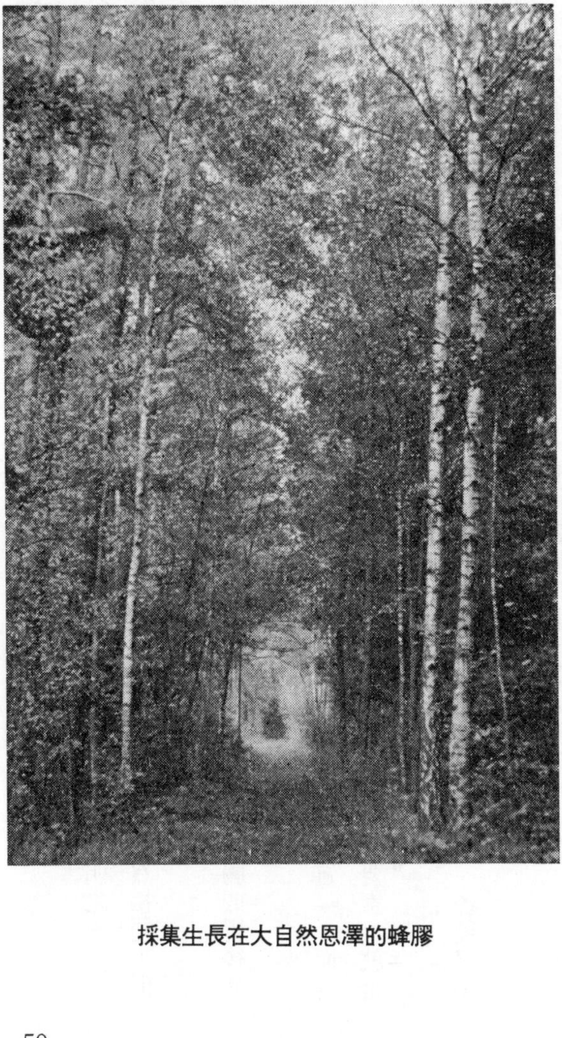

採集生長在大自然恩澤的蜂膠

與太陽一樣受自然的恩惠

爲能具體區分自然物質與非自然物質，所以拿維他命C（抗壞血酸）爲例説明之。

市面販售的維他命C大致分爲天然型與化學合成兩大類。而兩者的化學式雖然相同，但不可思議的是，二者被攝取後在體內吸收的情況卻截然不同。

也就是天然維他命C的有效成分能完全的被吸收，而化學合成物的則是經過腸或胃後便順勢排出，所以吸收率偏低。

至於二者爲何會出現如此明顯差異的原因在於，天然維他命C含有「不純物質」，而合成的維他命C則是純粹的有效成分之物質。該不純物質並不是指所含的無用微量要素，就是這些不純物質的存在才能發揮維他命C的效用。

蜂膠的多重成分效果正如前例的道理。天然的蜂膠因爲包括類黃酮及氨基酸、各種礦物質等「不純物質」在內，所以才具有增進吾輩健康、預防疾病的功效。

不妨這麼説，蜂膠自然度就像明亮的陽光、小河清澈的水、森林清新的空氣。

也就是，陽光、清澈的河水等都是人類受惠大自然的無價至寶，同理，蜂膠就是一種我

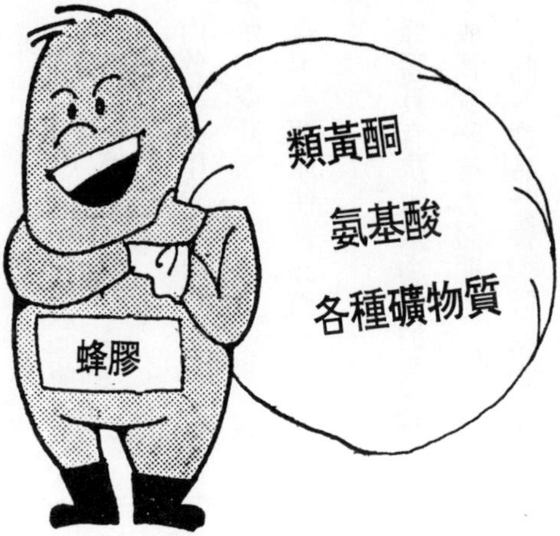

們難以言謝的自然珍品。

最近，讓藥品歸於天然原料的趨勢已日漸在醫學界、藥學界萌芽。

這種藥品原料回歸自然的理念，治療疾病是理所當然的目的，但盡所能預防疾病則比前者還要重要。

因此，蜂膠基於該預防重於治療的理念，是成爲舉世矚目焦點的原因。

現今人類的衣、食、住都邁向自然的目標，那麼，蜂膠則是領導現代人類生活最自然的根本。

蜂膠是天然的抗生素

蜂膠眞能治癒膿疱？

由於蜂巢中含有可以殺死黴菌的「天然抗生素」——蜂膠的關係，所以蜂巢內不會有細菌繁殖的空間。

自本書開頭便強調數次蜂膠特性，至此將正式的把該具有抗生素性質的最大特長介紹給各位。

蜂膠具有抗生素功能的發現是在三十多年前，從蜂膠提取物能夠阻礙部分酵母菌類、青黴類成長實驗獲得證明。

另此，食品營養學權威——路易．菲爾博士所著《蜂膠——天然的抗生素》中也以：「蜂膠是人類有史以來發現最有效的天然抗生素」的最高層次的讚美詞來稱頌它。

不僅如此，連臨床醫學中也常見將蜂膠塗在膿疱的患部，不但可以制止黴菌的擴展，而且能夠提早全癒的實例。

相同的具體效果是筆者本身不斷服用蜂膠的結果，使自己不易罹患感冒。這可能是蜂膠的抗生素性質和能提高全身生命力，進而增加抵抗力的關係。

提到感冒，不禁令我想起一名自嬰兒期至少年期就經常爲感冒，而不斷接受治療的M・Y君。其實他並沒有特別嚴重的狀況，只是體質瘦弱到連肋骨明顯可見的程度，可算是虛弱兒的類型，經常總是鼻塞不止。

去年筆者誘導Y君的母親讓他服用蜂膠。

之後半年的光景，發現Y君出現筆者治療室的次數逐漸銳減。而且從舊病歷表上也發現不但看病間隔拉長，連症狀也變得輕微，從Y君健壯的體格上便能一目瞭然。

直到最近，好久不見已是國中一年級的Y君，行動不甚暢順的出現在筆者的醫院。原來他是足球隊的一員，近日在練習中不慎扭傷了腳。

由Y君精神飽滿、治療腳傷一副不在意的模樣。實在很難與昔日虛弱如柴的樣子聯想在一起。甚至說話時中氣十足的音量，實有判若二人之感。

從閒談中知道，小學時體育成績始終落於人後，自從不間斷的服用蜂膠後，體質的改變

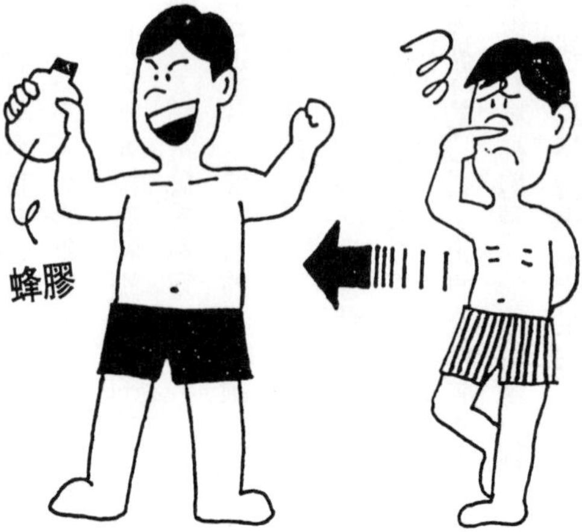

使他成爲今日國中的足球校隊成員。

望著眼前身強體壯的少年，不由得欣慰自己當初給Y君服用蜂膠建議是對的。而且證實蜂膠的天然抗生素性質不但可以預防感冒，同時也大大的改善了他虛弱的體質。

溫和力強又無副作用

但是，根據字典的解釋，抗生素者「是由黴菌或細菌分泌出來抵抗黴菌等或其他微生物（病原菌等）的發育和繁殖的物質」。

既然抗生素是黴菌分泌的物質，那麼抗生素的效能豈不令人疑慮。

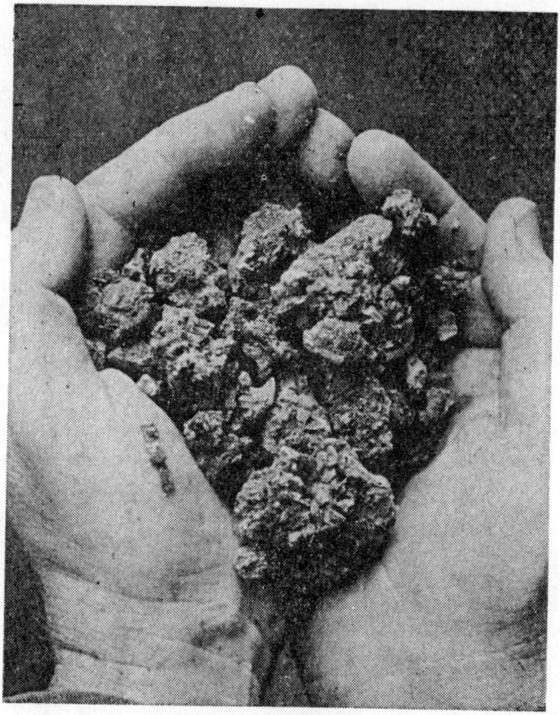

自然形成的抗生素

可是，黴菌又分爲「良質黴菌」和「惡質黴菌」兩種。

例如：生存在人體腸內數億的黴菌即是人體健康不可缺少的「良質」黴菌，像我們常聽的bifidus菌就是幫助腸發揮正常功能不可或缺而異於黴菌的良質黴菌。此外，在數億黴菌中也含有可以製造維他命K及各種有益物質的黴菌。

其他又如有益健康的乳酸菌飲料和豆豉等健康食品中，也含有質優的乳酸菌和豆豉菌等黴菌。

由此可見，並不是所有黴菌都是人類的敵人。

可是，問題在於化學合成的抗生素會發生無選擇性地消滅良質或惡質的黴菌，是個不爭的事實。

如果體內良質黴菌死亡，勢必對某些部位發生弊害。而且，在良質與惡質黴菌共存的情況，雖仍能保持全身的正常狀態，但若加上無選擇性的攻擊，將失去原有的平衡，而引發明顯的障礙狀況。

一般人在持續服用四、五天化學合成的抗生素後，經常出現嚴重下痢或食慾不振的症狀。這就是「無選擇性攻擊」的副作用所造成的，即使是「鐵胃」也無法抵擋的。

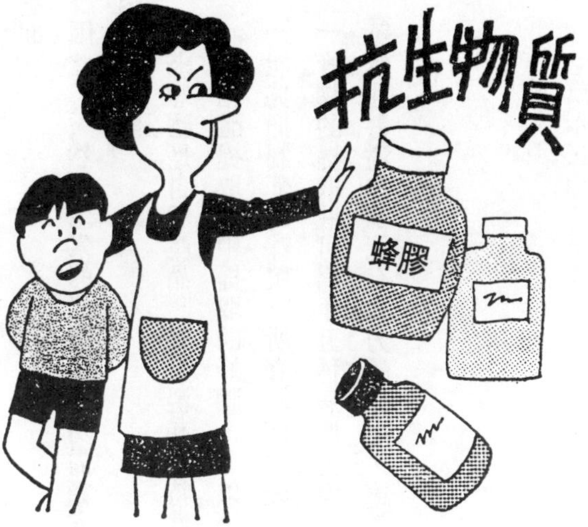

其中化學合成的解熱消炎劑的阿斯匹林之副作用是影響最厲的代表。最近發現阿斯匹林的副作用就是導致雷氏症候群的危險因子。

根據了解，罹患這種疾病的小孩通常是突然發生近四十度的高熱，即使治療也多易造成腦部障礙的情形者屢見不鮮，而經常服用阿斯匹林是共同特徵。

而且，據研究指出阿斯匹林也有導致氣喘的副作用。因爲它會破壞呼吸器官機能的平衡而致過敏反應，是導致氣喘的原因。

除此之外，因對阿斯匹林過敏而產生出疹子，或造成肝臟障礙的病例亦非罕例。

雖然人類曾因阿斯匹林、盤尼西林、鏈黴素、四環黴素、馬克羅萊依得、第三代セフエ

ㄙ系等抗生素出現而獲治療，是不可否認的事實，但必須認清楚這種「雙刃劍」所暴露的危險層面。

因此，天然抗生素的蜂膠基於勿需顧慮副作用的關係，而能再度成爲世人的新寵。主要原因爲何？

原來蜂膠是自然產品，賦與溫和的特性，所以能夠發揮强有力的作用。

「從乙醚提取液中提取的蜂膠，可以消滅傳染感冒的A型濾過性病毒。」

「能夠抑制葡萄球菌（所有黴菌中破壞力最惡者）的生長和作用。」

「蜂膠的提取液可對十五種病原菌產生致命性的攻擊。」

雖然性質溫和卻能有强力的作用，這就是蜂膠具有抗生素效果最大的特性。

強化副腎機能使人精力充沛

壓力是所有疾病的根源

處於充滿壓力的現代社會，每三人中即有一人因壓力關係罹患「壓力病」。而蜂膠能有效驅逐壓力的作用，就是令人們趨之若鶩的主要因素之一。

首先强調的，此處所謂的壓力並不是單純的指在服務機構的人際關係是否良好、或債台高築等所造成的不良心理狀態，而是包含廣義的寒暑狀況、受到病原菌感染等外來因素的物理性壓力在內的情形而言。

一般而言，大多强調心理方面的壓力，但物理性壓力也會因情況而轉爲心理壓力，結果均可威脅吾體的健康。

其中，惡化的生活環境即是代表性的壓力來源。

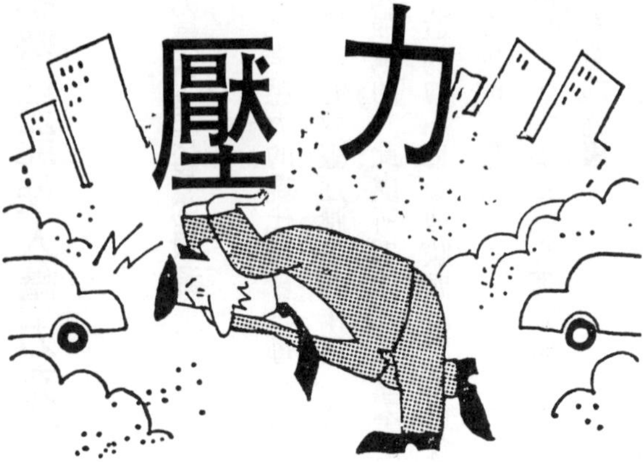

例如，我們每天必須承受空氣污染、水質污染及含重金屬及藥物等不良環境，這就是物理性壓力。

具體來說，汽機車排放的廢氣含有氧化力强的物質，一旦大量吸入這些氣體將氧化溶解人體細胞。而食品中的添加物也同爲產生壓力的來源。

總之，造成壓力的因素不勝枚舉，而這些壓力源正是導致所有疾病的原因。

好比胃潰瘍、十二指腸潰瘍，就是典型的壓力病，甚至有學者認爲二者惡化後造成的癌症也與壓力有關。

再者，像造成肥胖、高血壓、糖尿病、動脈硬化等現代疾病或成人病及感染症、過敏性疾病等疾症的源頭，壓力是無法脫離關係的關鍵。

雖然壓力是「百病之源」，但有限的人生當中卻又無法完全封鎖外來的壓力。因此學者中不乏認爲多少承受點壓力對健康有益的論調。

或許些微的壓力是我們能夠承受的，但積蓄過多的壓力豈是能忍受的？因此如何紓解難以承擔的壓力便是必須解決的問題。

任何事都有預防之道，而蜂膠就是現代人預防壓力的不二法門。因爲蜂膠不但能夠抗拒心理、物理上的壓力，甚至對於所有類型的壓力都無所不能。

大幅提高免疫能力

蜂膠能紓解壓力的效能來自以下二種功能。

①由於能夠增強細胞的生命力，所以能提高免疫能力。

②能強化副腎，因而能平反壓力。

首先說明①。

一種叫做流行性感冒的疾病是因爲濾過性病毒的感染造成的。廣義的濾過性病毒即是壓力的一種，是否會罹患流行性感冒？感染後是否容易治癒？等問題都與當事人的免疫能力程度有關。

免疫是指當人體受到外界病原菌侵入時，所產生的抵抗力強弱程度及會不會患病的狀況而言。

所以，想要克服壓力，避免疾病的首要關鍵就是提高免疫能力。

由於蜂膠能夠增強每個細胞的生命力使精力充沛，因此可以促使具有免疫能力的細胞提升至應有的標準。所以些許的壓力根本是微不足道的，因爲蜂膠已從根基奠定紓解壓力的基礎。

由上述內容可知，足以消滅外侵黴菌的蜂膠抗生素性質，事實上還具有抗壓力的廣義作用。

強化副腎機能、對抗壓力來源

蜂膠能夠紓解壓力的第二個理由是②的「强化副腎機能」。這是最特殊，也是最重要的作用。

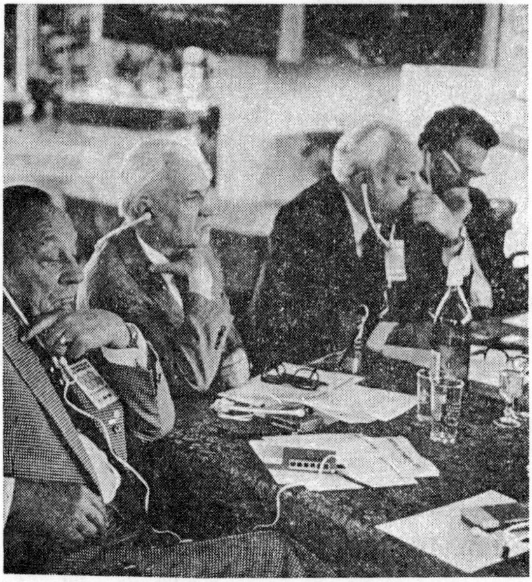

蜂膠研討會上認真討論的情形

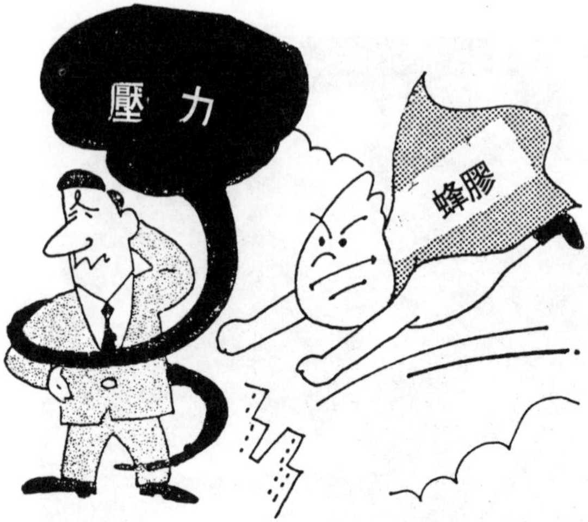

首先簡單地說明副腎的結構。

當生物體受到壓力時，會刺激介於頭部的下垂體及腎臟偏上方的副腎臟器官。接收到刺激反應後，即分泌副腎皮質荷爾蒙，然後進行處理壓力的對策。

該荷爾蒙會賦與細胞迎戰壓力的活力。

但是，如果副腎衰退，其機能因而遲鈍，自然無法即時催促介於下垂體分泌副腎皮質荷爾蒙，以致不能順暢的處理壓力問題。

結果便任憑壓力積蓄，進而導致因壓力引起的胃潰瘍之類的疾病。

簡單的說，副腎具有體內「警報器」的功能。它的敏感反應只要發現壓力之類的非常狀態，即會「出動」副腎皮質荷爾蒙前往處理使之相安無事。

相反的，如果應有的敏感度變得遲鈍，壓力侵入，警報器發揮不了作用，最後就產生具體的病變，甚至發生不可收拾的可怕事態。

所以，副腎是對抗壓力最重要的內臟器官。而蜂膠則是具有强化副腎機能最有效的物質，是共同打擊百病之源——壓力的利器。

換言之，如果能有一個精幹的警報器——副腎，再加上蜂膠這項配備的話，那麼，人體將會因配備精良、蓄勢待發的精密防衛系統，而不在意隨時入侵的外來壓力。

蜂膠這項能夠抵抗壓力的作用，從醫學臨床對胃潰瘍、十二指腸潰瘍等代表性壓力病的實際治療結果，可以獲得證明。

利用蜂膠克服壓力

現代醫學發現副腎的上述重要功能是最近的事。但中醫醫學的前輩早於二千多年前就已經知道副腎的功能。

但當時尚無解剖學的理論，因此，把副腎與腎臟視爲同一種內臟器官看待。並將二者歸

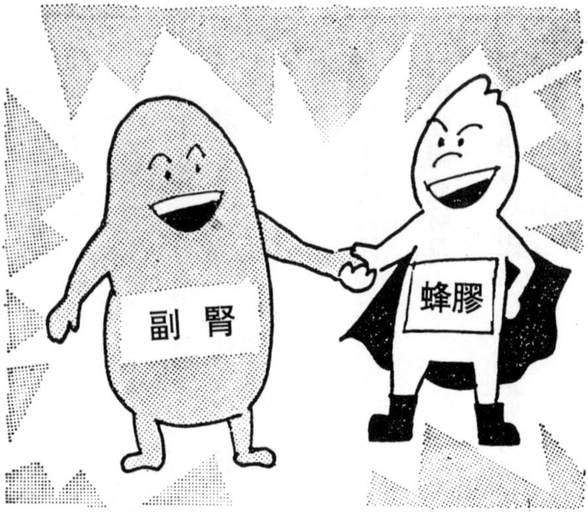

納而有「腎」的概念。

根據中醫醫學的論點，腎是「精氣（精力）的發源地」，腎就像太陽是大自然生命的泉源。

那麼依照中醫醫學的觀點，腎也就是副腎具有了不起的功能。因而打擊百病根源——壓力的副腎實爲產生「精氣發源地」生命力的根源。

而且，約在數十年前，中醫醫學認定腎對骨骼具有强化作用的說法，經過西洋醫學研究認爲，是維他命D的活化作用關係而確定這項事實。

西洋醫學注意到副腎功能是在三十四、五年前時候。當時的研究人員正以一隻取出副腎的老鼠做實驗時，不慎受到黴菌侵襲而染症死亡才激起他的疑點。

經過不斷研究後才發現，原來副腎與下垂體結合是生命的根源，也是五臟六腑的中心所在。

所以，想要克服大病元凶的壓力，和强壯身心，首先應先强化副腎，而强化副腎的重要物質就是蜂膠。

＊消除寢食難安的高血壓

堀內登美子（67歲・家庭主婦）

給終與醫生有不解之緣的我，又因高血壓、眼底出血、淚眼等毛病臥病在床，那時持續一年多的時間服用女兒送我的蜂膠，如今即使不服用藥，血壓也能正常，身體狀況日益好轉，每天精神飽滿，不需麻煩任何人。

＊治癒低血壓且精力充沛

松浦勝男（42歲・自營業）

自從接受心臟手術後體能狀況大不如前，尤其工作時還擔心血壓低的危險。經友人介紹始服用蜂膠。身體狀況漸入佳境，連自已都驚訝不已。

＊蜂膠消除了腰疼的痛苦

橋爪大輔（30歲・農業）

由於務農勢必耗費相當勞力，以致造成腰痛的毛病。經醫師診斷是疝氣所致，因而接受連續一個月的門診治療，結果疼痛依然存在。當時，抱著姑且一試的心理服用友人推薦的蜂膠。感謝上蒼保佑，原有的痛感竟然盡失了。

＊胃、足、肩、頭全都暢快無比

高柳昭雄（41歲・公司職員）

神經性胃炎造成連日的胸口鬱悶感，而服用蜂膠後，有種不具負擔的空腹感，而且，足、頭、肩原有的沈重感也消失殆盡，實在是萬分的感激。

第3章

為什麼蜂膠效果有口皆碑呢？

——從日益激增的成人病、兒童病患者
修正日本人以往偏差健康觀念

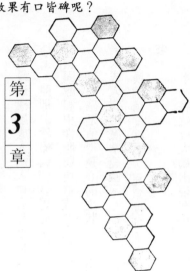

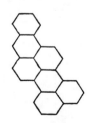

肥胖兒容易罹患成人病

激增中的成人病兒童患者

最近罹患成人病人口有急速低齡化的趨勢。雖然這三十年筆者均以小兒科臨床醫學活動爲主，但卻由診療病例發覺兒童罹患高血壓、糖尿病、胃潰瘍、高脂血症（血液中存積過多的膽固醇和中性脂肪所造成的疾病）等成人病有逐年增加的現象。

這的確是值得憂心的現狀。所謂成人病低齡化現象，簡單的說，就是指大人與小孩都將陷入成人病的魔掌範圍。

換個角度來看，兒童期即面臨成人病的危險境域，待成人後就必須面對更加危險的未來。

本章將就成人病出現在小兒科臨床病來檢討我們目前的健康狀況，同時再次簡單地說明造成成人病的原由。

只要讀過本書，自然而然就能夠明白蜂膠爲什麼是值得信賴，且爲大衆趨之若鶩的健康補助食品了。

目前家長們所需關注的兒童健康危機是肥胖兒和虛弱兒兩種極端的具體型態。肥胖所造成的各種成人病原因與成人的相同，至於虛弱兒也有特殊的症狀。跟肥胖兒一樣都是造成健康危機的要因之一。

首先由兒童罹患高血壓的病例開始說明。

血壓一六〇的中學生

兒童患有高血壓意味著將比成人面對更嚴重的情況。自幼便任憑血液中的膽固醇和中性脂肪堆積，若不予以治療久而久之即形成動脈硬化症，到了成年再就醫，屆時即有爲時已晚之恨。

一般而言，兒童正常血壓均應比大人的低。不過，下面介紹病例中的主角，他的高血壓自幼兒期、學童期就已經呈現收縮壓一六〇、舒張壓超過九〇的情形。像這種儼然成人高血

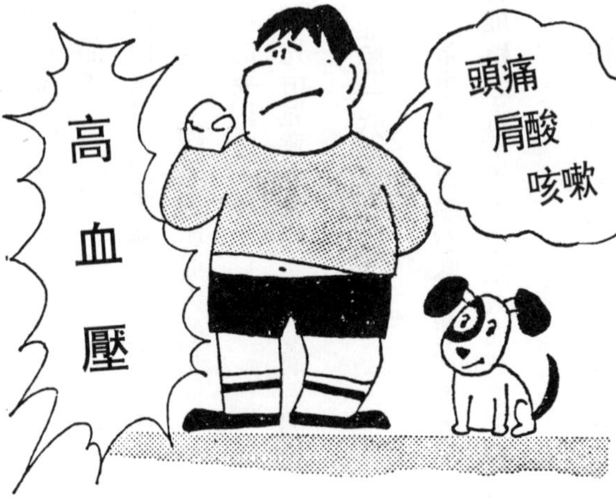

壓患者的病例實爲罕見。

以代號A來看看這位少年的健康狀況。

A男，年十四。身高一六二公分，體重卻高高達七十八公斤，一看就能認定是過胖的類型。

這位少年是在新學期開學前因感冒到本院求治的。

從交談中可清楚發現他有頭痛、咳嗽等確切的感冒症狀。但從直覺認爲他的感冒狀況並不單純。而且因擁有七十八公斤超多體重，所以肩部肌肉酸痛感。

於是，爲他測量血壓，結果最高一六〇、最低九十四，已達堪慮的數值。雖然舒張壓只是略高，但再持續下去仍會再攀升的。更何況，像他這般年齡的學童即使是收縮壓一三〇，就已經超出正常的一一〇～一二〇標準範圍了。

經過精密檢查後發現是因患有高脂血症，才會導致如此驚人的血壓指數。

也就是說，A少年年僅十四就已罹患成人病的首席疾病——高血壓，因此造成他頭痛、肩部肌肉酸痛的因素並不是感冒的緣故，而是高血壓的症狀。

爲什麼A少年會罹患成人才有的高血壓呢？

在此藉著追查A少年病因的個案，順便說明引起高血壓的因素。

高血壓是血管老化的現象

通常，血壓值隨年齡的不同而異。

所謂血壓是指血液在循環全身時造成的壓力。以嬰兒來說，由於其心臟到腳尖的距離並不長，所以血壓指數頂多是一〇〇～一二〇。那麼，到了十六歲的時候，身高會是嬰兒期的兩倍，因此隨著身高的加長，血壓也就微揚。

一般而言，小學生的血壓值約在一〇〇左右，中學生的約是一一〇，高中、大學在一二

○上下就算標準。到了身高停止上揚時，血壓會持續保持一二○左右的穩定狀態。

但是有些人在四十歲以後，原來一二○左右的持穩血壓會呈升高的現象。

造成血壓上升的理由就像肌肉或其他組織一樣，血管也會隨著年齡的增長而老化變硬。這就是動脈硬化。如果血管能夠維持應有的柔軟度，那麼抗拒力就小了，即使血壓低也很容易使血液順暢的循環全身。反之，收縮力僵硬的血管易增加抗拒力，即使血壓不高，血液也難以循環。

這樣的情況就是國中、高中學生引起高血壓的原因。

但年過四十之後，血壓值就未必是人人相同了。因而有的人到了六十，甚至將近八十血管才開始老化的。就是說，個人差異是因素之一。

那麼，這種個人差異從何而來呢？

其一是遺傳和體質有關。如果祖父母、父母、兄弟姊妹之中有高血壓者，當事者患高血壓的機率便高。

另一原因是日常生活有關的飲食習慣。

具體而言，攝取過多的鈉，也就是鹽分時，就易患高血壓。日本人因爲鹽分攝取量較高是高血壓人口偏高的原因。尤其對於患有遺傳性高血壓者，攝取稍多的鹽分量，立即就有顯著的血壓升高現象。

事實上，高血壓對自古就沒有烹調習慣的愛斯基摩人，和至今也不食用鹽的南美印第安人而言，是無法構成威脅的。

其次，常見的病例是脂肪攝取量過多的肥胖者，因爲膽固醇附著於血管，也是造成高血壓的原因之一。如果血管附著有膽固醇，會使血管失去彈性，彈性不良收縮自然不全，結果即呈動脈硬化的狀態。

此外，過度勞累、操心等壓力也是導致血壓升高的關鍵，壓力過大是造成調節血壓的中樞神經和荷爾蒙分泌障礙的要因。

以上所例舉的均是高血壓的主要因素。根據這些要點，再回到追究A少年病因的個案上。

飲食生活歐美化的害處

在診斷是高血壓的一星期後，再測量A少年的血壓已升到收縮壓一七六、舒張壓九十四的程度；之後五天，竟上升到收縮壓一八〇的地步。

這樣的數值是危險狀態的表示，如果棄之不顧，Ａ少年難保不罹患腦中風，實際上他早有激烈頭痛的症狀，代表已可能爆發腦部合併症之虞。

從追查Ａ少年陷入這種危險狀態背景發現，他的父母親都是高血壓患者。而且其父就是在慢跑時因腦血管破裂而於四十歲的英年去世的，所以屬於首項所提的遺傳性因素所致。

據說，他的父親爲能迅速減肥，所以開始慢跑運動，但不知劇烈運動是高血壓的禁忌。

再加上Ａ少年也承襲了雙親的體質，所以必須考慮其父母的高血壓是屬於先天性，抑是後天性的。經仔細研判後認定Ａ少年是屬於先天性的因素。

即使父母屬於後天性的，但其子女卻會造成可怕的先天性遺傳。所以，爲了自身的健康，也爲了後代免於遺傳的痛苦，認真的預防高血壓是防止發生不幸的途徑。

可是未必所有高血壓遺傳因子的子女都會步父母的後塵。至於像Ａ少年這種高血壓因素甚强的情況，大都有相關的症狀，難逃罹患率確實高些。只要稍微怠忽就會出現顯著的高血壓症狀。

首先從現代社會的飲食習慣來探索這個問題。

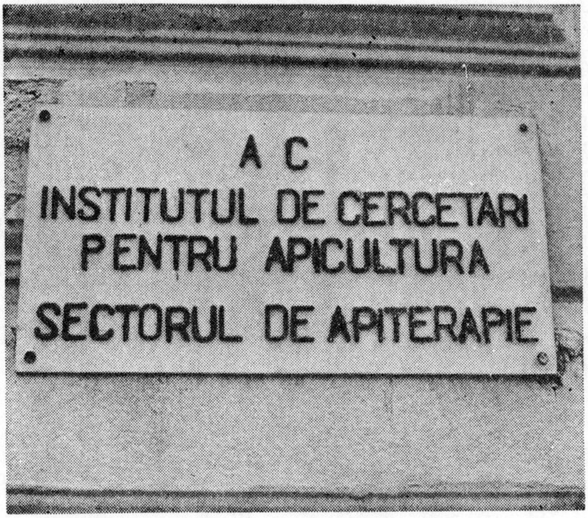

蜂膠療養院正在進行蜂膠治療疾病與研究的工作

回顧我們的歷史，改變最大的該算是飲食習慣，至今已經完全更換成攝取肉類食品、加工食品、速食食品等歐美式的飲食。而歐美化飲食品，結果可謂百害而無利的，連血壓狀況也無法倖免。因此，強調歐美式飲食弊害的目的是在挽救國人健康，因爲歐美式飲食是使血壓升高的原因之一。

而且，現代不規律和複雜的生活狀態已經使人們置身在各類的壓力之下。以兒童爲例，升學壓力加上運動量不足、觀賞刺激性的電視節目及受虐問題等都是很難避免，卻又不得不承受的壓力。

A少年就是這個不良社會狀態下反映出的極端實例。

兒童面臨的健康危機

A少年生長在父親早逝，母親必須外出工作的單親家庭。

因此在他放學回家後只有面對空屋，自然寂寞從中而來，爲了排遣孤寂，吃就是最好的方法。因此每天享用永不覺膩味的可樂、漢堡、薯條、巧克力、冰淇淋。

重要的三餐也因母親過於忙碌無法親自下廚，所以只好以義大利麵、咖哩飯、漢堡等料

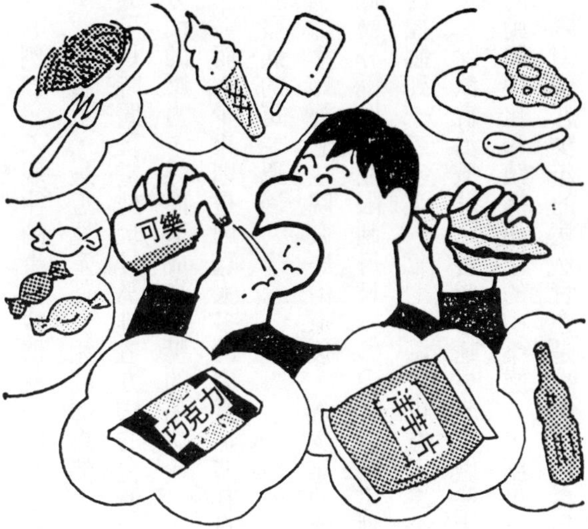

理好的現成食品、加工食品、速食品等代替。

由於經常食用這類高卡路里、高脂肪的歐美式及加工食品爲主食，難怪會有高於同齡者的體重。

而且，這種飲食習慣易在不知不覺中攝取過量的鹽分。糕點、加工食品、速食品之中含有難以想像的鹽分量。

正如前面提及過的，過量的脂肪與鹽分是使血壓升高的最大因素。所以，這就是導致A少年高血壓的結論。

此外，從最近的調查顯示，重複使用的油及速食品中所含的過氧化脂質有破壞血管壁的作用，所以A少年的高血壓也可能是受該過氧化脂質之害所致。

Ａ少年除了飲食生活之外，尚有其他致病點。

例如，不規律的生活習慣就是因素之一。

事實上，最近兒童都有相同的趨勢，當然Ａ少年也不例外，爲了紓解功課壓力，於是養成了長時間玩電動玩具爲排遣方法的習慣。結果造成嚴重的睡眠不足、運動不足，再加上各方面的壓力，終而造成高血壓的毛病。

而Ａ少年則是因爲太多的因素加諸其身，造成全面性日常生活發生問題，急速促成高血壓發病的重要原因。

幸好經過住院徹底治療後，Ａ少年的症狀已逐漸好轉。期間，院方以保持絶對安靜、減低鹽分攝取量並限制每日一〇〇〇卡路里熱量的飲食控制治療法，在持續十天後，最高血壓已控制到一二〇～一三七。體重也減了二公斤。

除飲食治療外，養成早睡早起、做些柔軟運動等改善生活習慣的指導，並且給予可以預防動脈硬化和鎮靜作用的中藥處方，結果真的有所改善。

但像Ａ少年的病例實在是歐美化飲食和文明社會壓力等弊害釀成的結果，因此，不論成人或兒童必須正視自我及家人的健康問題。

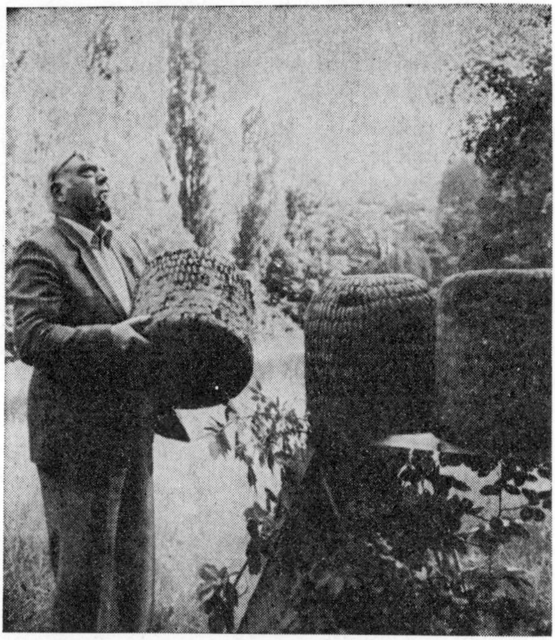

採集蜂膠的阿卡德先生

因爲這種不良的健康狀況充斥於社會，一旦這些幼苗成人之後能有多少真正健康者是個令人憂心的數字。

而像A少年這般情況者，也有在無意間爆發腦溢血才知道高血壓的緣故。其實如果能謹守養生之道，養成規律的飲食習慣，恢復正常並非天方夜譚。尤其是兒童，愈早發現就能愈早復原。

即使具有遺傳因素，只要平常多注意飲食、維持正常的日常生活習慣，依舊可以充分預防高血壓的。

因此爲了自身與子孫的健康，平時就應以遵循規律的生活習慣爲座右銘。

肥胖導致糖尿病

若將A少年的情形棄之不顧，將會發生兩個危險狀況。

其一就是前述的腦溢血，其二是糖尿病。

姑且不論會不會發生前者的情況，像A少年的情形大都有糖尿的危險。因爲明顯過胖是導致糖尿病的重要因子。

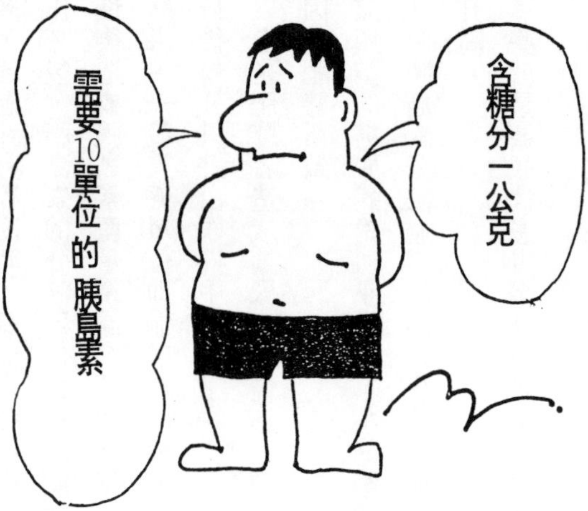

以下簡單說明糖尿病的結構。

所謂糖尿病是因爲胰島素的荷爾蒙分泌不足，結果導致尿中出現糖分而發生的疾病。造成糖尿病的理由如下。

以含有一公克的糖分爲例，如果是健康人只需五單位的胰島素就能充分處理這些糖。但倘若是肥胖者，就需使用十單位的胰島素才能解決等量的糖分。

就是說，對胰島素需求量增多，如果沒有足夠的需求量就會產生難於處理糖分的情形。

首先必須了解的，人體內燃燒後的糖產生熱量即是營造生命活動的泉源，一旦糖無法順暢的獲得處理，表示事態嚴重了。

所以越肥胖，身體所需的胰島素需求量也

就越多，超過應有程度時，身體內機能都必須使出渾身解數不斷地製造胰島素，在馬不停蹄的工作之後，胰島素的分泌工作也會因疲勞過度而遲鈍，然後逐漸歇息。

最後造成胰島素產量銳減，即使分泌，效率也非常低，以致胰島素不足。

結果，一般人五單位即能處理的糖分，肥胖者就算付出十單位、二十單位也無法處理完成，最後糖分只好由尿液中排出了。

以上是肥胖者造成糖尿病的情形，像相撲選手就是最佳的例證。他們多爲糖尿病患者，就是因爲肥胖所致。

該類型的糖尿病對血壓也有不小的影響。

又，胰島素分泌過多的話，會造成尿中鈉的排泄不良。因此，體內的鈉含量漸增也會使血壓升高。

這些就是糖尿病患者多高血壓情形的理由。

新型態的年幼型糖尿病

幸好A少年因爲飲食控制得當，病情逐漸好轉而未釀成糖尿病。

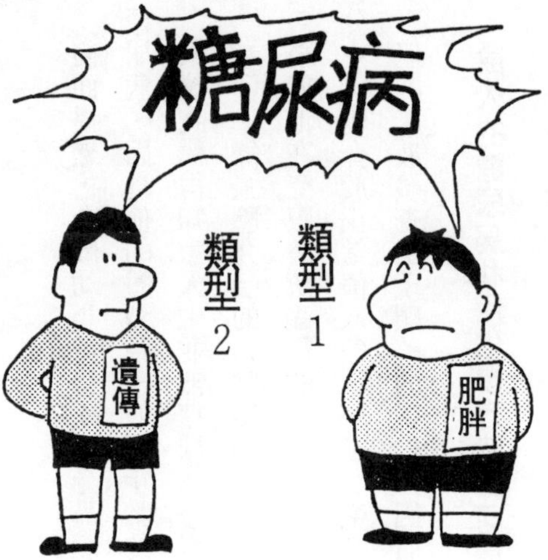

但是，在最近的門診中依舊發現不少跟高血壓一樣，患有糖尿病的兒童。

這種幼年型糖尿病大致分爲肥胖與純粹遺傳二大類型，但不像成人糖尿病是漸緩出現症狀型，而是急性爲其特徵。不過，近年來連小孩也有像成人般「漸緩型」的病例。

以下例所舉的十一歲B少年就是最好的例證。

B少年糖尿病的發現全屬偶然。

某日感冒到住宅附近的診所求治時，醫師覺得他的面頰有腫起的樣子，於是進行尿液檢查。

由於臉腫可能腎臟有問題，從尿液檢查是否含有蛋白尿就可以確定。

但是，從驗尿結果並未發現絲毫的蛋白尿，反而意外的發覺糖分異常的現象。

因此懷疑可能患有糖尿病，於是轉至我們的醫院治療，這就是B少年發現糖尿病的經過。

前面提過，一般幼年型糖尿病分為肥胖與遺傳二大類型。而B少年一看就知不屬肥胖型的糖尿病，因為他的體型跟一般同年齡的小孩不相上下。

根據詢問得知家人中並無糖尿病患者。雖有血壓高的人，而B少年本身的血壓則在收縮壓一二〇、舒張壓九〇的正常範圍。因此也非遺傳型。

至於他在空腹時所測得的血糖值是八〇毫克/公合（每一〇〇〇cc血液中含八〇毫克的糖分）。仍介於正常值八〇～一二〇毫克/公合範圍內，所以並無異常。

但因尿液檢查出現顯著的糖份，因而有做更詳細檢查的必要。

成人的糖尿病利用化學方法即可得知

這種化學檢查方法謂之糖份負荷實驗，說明如下。

首先讓患者喝下加入五〇公克糖份的飲料。然後在三十分鐘、六十分鐘、九十分鐘、一

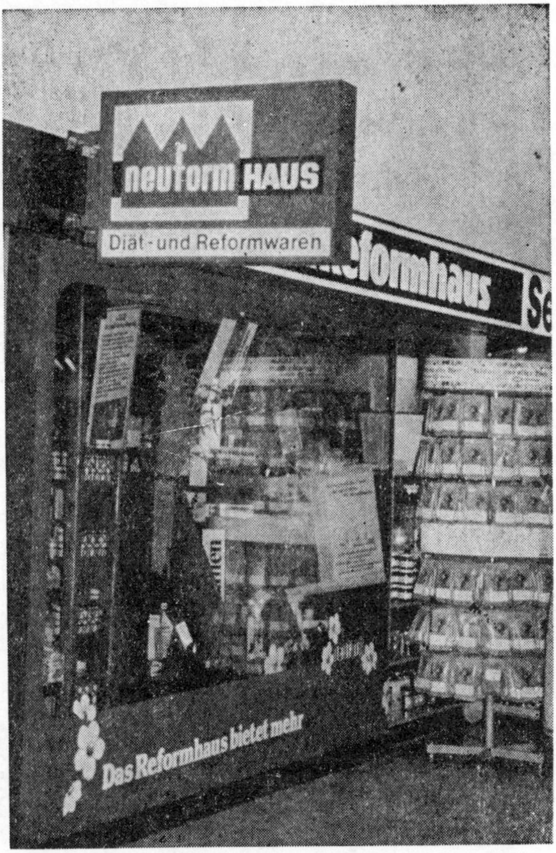

回歸自然專門店頭的風光

二〇公分，即每隔三十分鐘檢查四次血液中的糖份含量。也就是檢查糖份的分解情形。

B少年該項檢查結果，檢查前血中糖份濃度爲八五毫克／公合，喝下五〇公克糖水後三十分鐘的結果，竟然高達一六〇毫克／公合。

其值比正常兒童高出許多，表示糖分的分解有顯著不良的現象。

至於爲什麼糖的分解無法順利進行的原因有二。一爲胰島素分泌量不足；二爲分泌量足夠，但作用不夠充分有關。

B少年的情形是在血液檢查結果糖濃度並未異常，但由診斷糖尿病最確實的化學方法檢查而發現的，稱之爲化學性糖尿病。

這類型也可謂隱藏型糖尿病，成人的糖尿病大多是由這種方法發現的。

當然，其他也有因性能力不足、身體疲倦、口乾等症狀發現的，不過大多數是像B少年一樣偶然發現的。

因此該類型的糖尿病稱爲成人病型糖尿病。

自小就將邁入老化階段

從以上的簡介即可判認B少年是屬於成人病型糖尿病，代表發生了嚴重的隱憂。其實不只B少年如此，最近顯示已有相當多的兒童罹患這種成人病型的糖尿病。

這種嚴重的情況是前所未有的。

根據我行醫以來經由我診斷過的兒童糖尿病患者一年不會超過一名，但如今的人數不但增加，而且連導致糖尿病的型態比昔日多樣化。

也就是說，如果也像以前從發病到惡化，大多數的患者都是因意識不清、昏睡狀態而送往就醫的話，那麼，兒童罹患糖尿病是多麼可怕的事。

但是，現在發生的狀況並非如此。

現今，導致多數兒童罹患糖尿病原因的不是遺傳、肥胖、飲食習慣不良，而是原因不明的成人病型糖尿病。關於這一點，有些是因感染某種濾過性病毒，傷及胰臟而影響胰島素分泌所致。

由於這些原因，是造成高血壓和糖尿病等成人病年齡層逐年降低的因素。

這樣的發展趨勢表示現代人會提早罹患動脈硬化。因爲高血壓和糖尿病都是導致動脈硬化的危險因子。

說嚴重點的話，即代表現代的日本人自小就開始邁入老化的過程了。

豈不是令人恐慌的時代呢？

與肥胖有密切關係的高脂血症

兒童罹患的成人病除上述的高血壓、糖尿病外，還有一種可怕的疾病。

這是一種因爲血液中膽固醇和中性脂肪值異常增高，所引起的高脂血症。造成的情形包括膽固醇值高、中性脂肪增加或二者均高等三種。

至於致病的原因可能是下列二種。

第一是遺傳，第二是飲食不當，簡言之，即飲食過量。

雖然罹患病因以前者居多，但後者也非少數。由於現在流行吃到飽爲止，所以造成大多數人吃過量的傾向。再加上脂肪量高的歐美化飲食，更使人們因而攝取過多的動物性脂肪。

所以，根據這樣的飲食習慣發展，今後因飲食過量而與年俱增的高脂血症患者，是可以預見的。

食量過大一般多以肥胖常見，因此罹患高脂血症者大部分也跟肥胖有關。同理，也就會

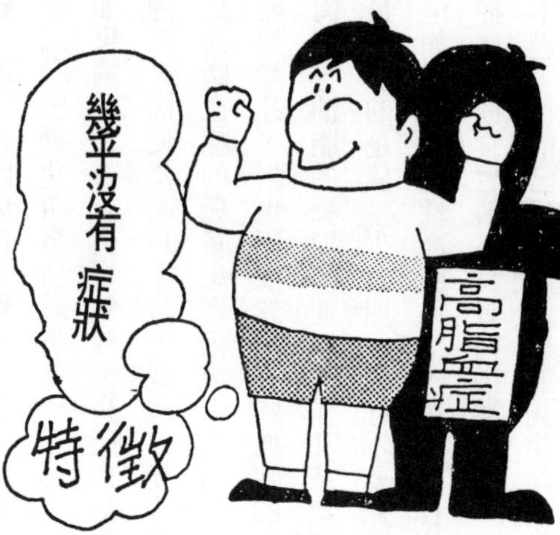

提高肥胖兒罹患高脂血症的可能性。因此，在注意兒童肥胖問題之際，也不應忽略造成高脂血症的成因。

與肥胖原因相反的，體質瘦型的高脂血症患者則多爲遺傳所致。此類型患者大多不喜食油膩食物，所以沒有肥胖的體型，對於這種患者就有調查家族中有無高脂血症病患的必要。

但是這型的疾病以幾乎沒有明顯症狀爲其特徵。

雖然也有目眩或微胖等症狀的，但比例甚低。因此，大多是在健康檢查或檢診時的血液檢查中才發現患病。

可能因爲症狀並不顯著，以致高脂血症成爲人緣不佳的疾病。

不過，即使是少有症狀的疾病，卻絕非可以掉以輕心的病症。因爲它和動脈硬化症有極强的關連性。據臨床報告顯示，越來越多的狹心症、心肌梗塞及最近病例頗多的痛風等罹患者，是因動脈硬化併發所致的。

如果論及是否有兒童純粹因高脂血症而亡者，我不敢斷言，倘若從三十多年前行醫開始推算的話，即使當時只十歲的病患，至今也只不過是四十歲的中年人，想以追蹤其未來的發展做爲高脂血症的兒童患者因成人病而亡的比例調查，似乎還言之過早了。

雖然如此，但也不能忽視高脂血症的危險性。一旦罹患高脂血症就應採取減少米飯量、控制肉類等油脂的攝取，並以魚類和蔬菜取代的具體治療方法。

最重要的是儘量少食用、最好不要攝取含有膽固醇、中性脂肪的食物爲佳。

但如果是遺傳性高脂血症，單採飲食療法是難於治癒的。也就是說，遺傳因素造成的高脂血症比因飲食習慣不良者略微難治。

不過，目前已研發出多種能夠使降低膽固醇的藥物，當然對於遺傳性的治療也會較昔日容易的多。

過瘦與過胖一樣可怕

下痢是虛弱的特徵性症狀

叙述至此，談到有關造成現今兒童健康危機的因素，都以肥胖導致成人病爲主要重點。現在將加入另一個兒童健康危機。虛弱——也就是瘦弱做爲本節的主題重點。下面以C童的病例做爲檢討的具體例證。

C童，現在五歲。體重十三公斤，比同齡兒平均體重輕了許多，是典型的虛弱兒。C童自嬰兒期就有吃乳不順的情形，至今仍經常下痢，是造成體重過輕的原因。下痢頻繁代表腸的吸收能力不足，無法充分吸收養分，以致胖不起來。

C童是在出生後第十一個月因嚴重下痢，首次到本醫院的。當時的體重只有七八〇〇公克已是骨瘦如柴的狀態。

C童出生時非早產兒，體重三〇五六公克是很正常的體重。通常，健康的嬰兒一年後的體重約爲出生時的三倍，但C童卻只有七八〇〇公克，稍嫌不足。

由該時期便明顯顯示C童屬於虛弱乳兒。

幸好經過一個月的治療，下痢終止了。原本以爲是完全治療，没想到又立即出現下痢情況。之後，每逢感冒必定呈現連續的嚴重下痢。下痢、治療、下痢、治療的反覆作業幾乎成爲C童生活的一部分。

所以，一般所稱的習慣性下痢就是導致C童骨瘦如柴的主要因素。

下痢的三個原因

時下因爲下痢胖不起來的小孩不只C童一人。下痢是虛弱症的特徵之一。

那麼，爲什麼這些兒童容易有經常下痢的情況呢？主要有下列三個原因。

第一是感冒出現下痢。

這是造成乳兒下痢最多的原因。一般稱容易下痢的乳兒爲虛弱兒。尤其在感冒時就會立即出現下痢狀況。

第二是對牛乳過敏。

時下不乏一喝牛乳就下痢的小孩。這是對牛乳過敏而在腸內引起過敏症狀所致。

虛弱（瘦弱）所引起的症狀①

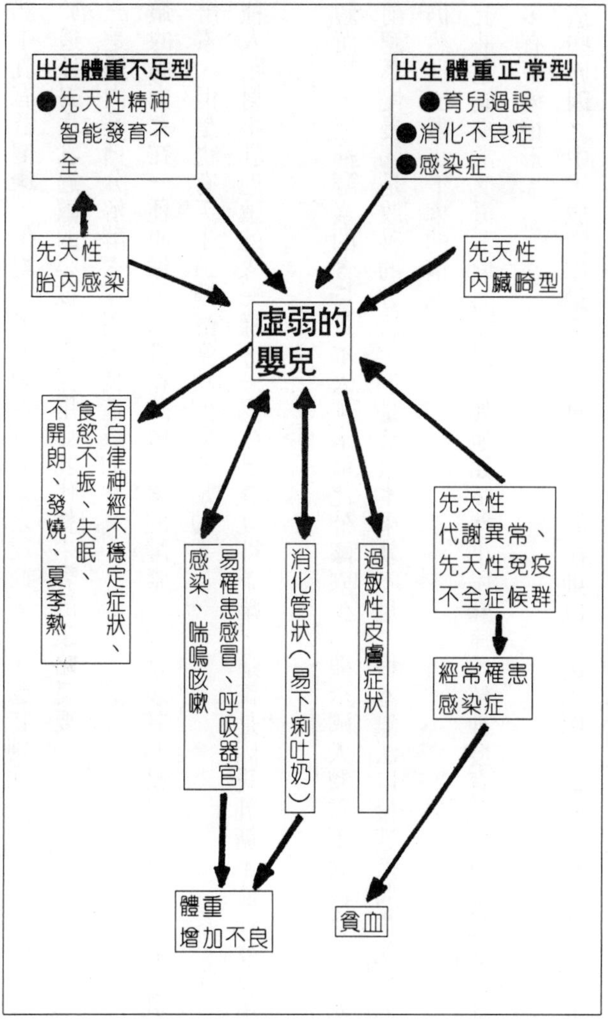

雖然牛乳有益健康，但對牛乳過敏者卻是愛之反而害之，應特別注意。對於這種對牛乳過敏的小孩，應採用豆乳代替牛乳的策略爲要。

第三是腸內乳糖分解酵素作用不良造成的。

人類的腸內存在一種叫做腸內乳糖分解酵素的酵素。從字表就知是具有分解牛乳中乳糖功用的酵素，但是也有天生這項酵素功能即不足的人。

這種人跟對牛乳過敏的人一樣，一喝牛乳就立即下痢，這都是因爲乳糖不能充分分解所致。

大體而言，這種酵素的含量日本人本來就比外國人少，顯示國人體質不太適合喝牛奶。雖然以前認爲慢慢喝是改善的方法，但是酵素本來就不足，根本無法以慢速度將牛奶送入腸內所以仍然没法阻止下痢的情況。

以上是造成經常反覆下痢的原因。其他如腦性小兒麻痺、精神發育遲緩也就是唐氏症等疾病也多有下痢情形。

在這些原因之中，成因率最多的就是感冒。其次則以原因不明的體質關係較常見，其餘的則見於特殊狀況。至於C童的情形，我認爲是體質虛弱加上感冒壓力所致。

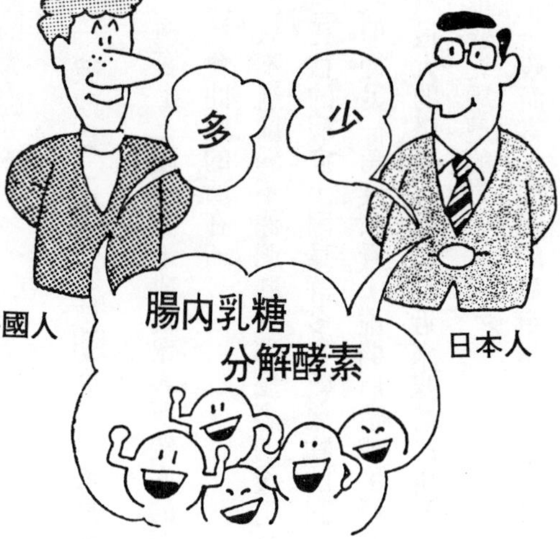

經常感冒也是虛弱的特徵

從前述內容可知，下痢確實爲虛弱症的特徵性症狀。

事實上，虛弱症的症狀在乳兒、幼兒、年長兒各階段都有顯著的不同狀態。從一〇五頁和一〇九頁的圖表解說即可知幼兒、年長兒時期會因爲自律神經系統不穩定，而出現各種症狀的特徵。

而且在幼稚園或小學階段常因生病請假，以致造成無法適應環境的傾向。

C童也一樣，進入乳兒期和幼兒期之後就出現異於以往的症狀。

最初只是頻繁的下痢狀況，隨著成長也是

自律神經的發展，不同的症狀開始出現在身體各處。例如，經常感冒啦、過敏性皮膚炎啦、輕微的發燒等。

「被欺負」是虛弱所引起的社會問題

事實上，虛弱並未成爲衆人所關心的問題。其實，它跟造成成人病關鍵的肥胖同樣都是導致社會問題的所在。

只不過虛弱不像肥胖有那麼多的後遺症。例如：瘦弱引起的肺炎，在現今已不再是立即面對死亡的病症，因爲許多有效藥物的開發足以遏止病情的蔓延。

但從另一角度來看，虛弱所造成的社會問題卻比肥胖更令人憂心。最大的隱憂我認爲是近來媒體經常報導的「被欺負」問題。可見，被欺負是最容易發生在虛弱兒周遭的事。

一般而言，瘦弱的兒童體力不足，缺乏抵抗外侮的能力是最不利的條件。再加上經常請假，耐力、注意力、活力等之不足以致成績不佳，綜合這些不良的因素，使之成爲他人欺凌的最佳目標。

虛弱（瘦弱）所引起的症狀②

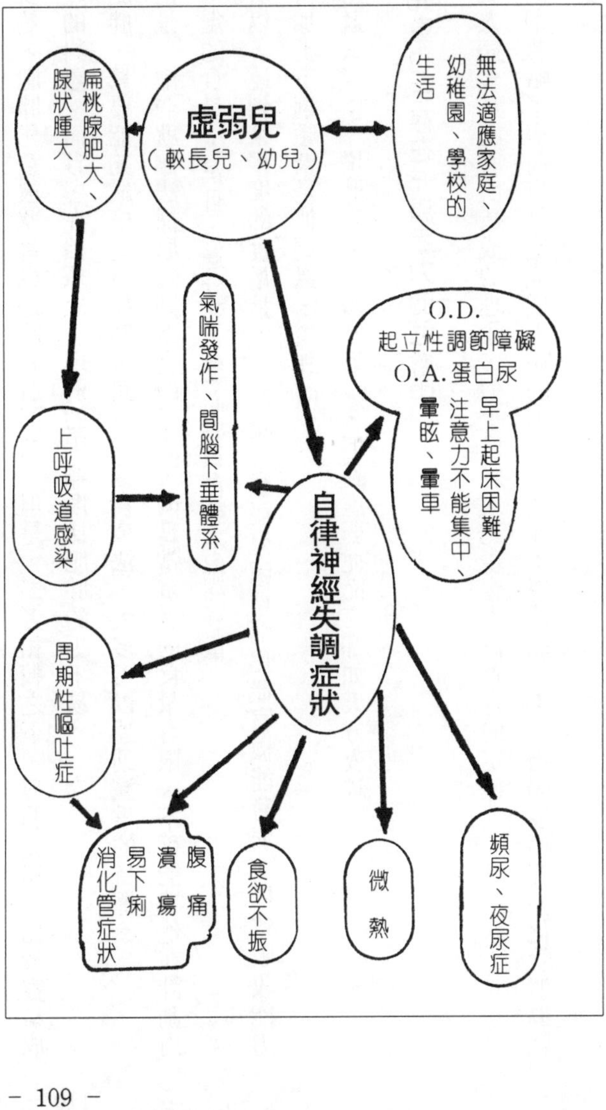

當然，肥胖兒童被欺負也是時有所聞的。但是，二者相較之下，瘦弱兒還是比較容易成爲火攻的對象。而且，在治療上，虛弱的困難度比肥胖的更不易。

肥胖，只要能夠嚴格遵行控制卡路里的飲食療法，大多可以達到減重的目標。

但是，虛弱就無法採取强制進食的方法，因爲當事者的食量有限，不可能讓他在計劃內達到一定的食量，況且，過分强求反而導致食慾不振的結果。

所以，達到某程度的食量是次要問題。虛弱兒因爲消化器官機能薄弱，以致吸收能力差，再加上下痢頻繁是他們無法增胖的原因。

常聽人說：「增胖容易，減肥難」，但對虛弱兒而言卻如天方夜譚。

兒童也生存在充滿壓力的社會中

成人病多爲肥胖所造成的理念，似乎已經成爲現今人們首肯的定律。

但卻忽略了瘦弱也是造成成人病的因子。例如：胃潰瘍、十二指腸潰瘍等消化管潰瘍就是實證。

導致消化管潰瘍的原因很多，其中以壓力居首位。

＊對慢性高血壓亦具效果

川口文代（45歲・家庭主婦）

不論哪所醫院都束手無策的長年高血壓，在持續服用後不但不頭痛，而且夜夜好眠，病情也日漸好轉。

＊消除糖尿病的煩腦

上野滿子（50歲・事務員）

自二年前罹患糖尿病後經常出現嚴重的倦怠感，真是度日如年。後來開始服用蜂膠，僅十天的時間身體狀況大為改善，已能精神充沛的應付每日的工作。

＊減肥成功，邁向第二個快樂人生

伊藤由美子（51歲・家主婦）

五十歲之後接受減肥的挑戰，在控制的飲食中加入蜂膠為營養補給素，結果不但未傷及健康，而且已能穿九號尺寸的服裝。本來擔心減重後會出現皺紋，結果多慮了。現在我正昂首闊步邁向第二個快樂人生路。

＊改善腎臟狀況

小垣雅子（23歲・ＯＬ）

由於容易疲勞，所以服用友人介紹的蜂膠。不但食量增加、體力充沛而且也改善了苦惱已久的腎臟狀況。最近經常有汗流浹背的情形，真是一舉數得。

壓力的出現會產生抑制消化管荷爾蒙的分泌作用，是造成潰瘍的原因。消化管荷爾蒙具有讓消化管順利進行其機能、和分解脂肪與蛋白質產生消化酶，是相當重要的荷爾蒙。

如果發生沈重壓力情形時，就無法使荷爾蒙順利分泌，因而導致胃酸過多，產生消化管機能失控，進而造成潰瘍，這是消化管粘膜組織受損最嚴重的狀態。

兒童的潰瘍情形跟大人一樣，壓力是最大的原因。

從今昔的兒童生存環境做個比較，昔日那一種恬淡悠閑的社會環境，是小兒童兒科不見兒童潰瘍病例的首要原因。反觀今日一切講求效率、爭名奪利的社會、任何人自小就必須面對考試求學、體驗生存之道，每個人都得在來去匆匆的快節奏中尋求立足點，這就是使人們致病的壓力。

實際上，在本院一年內就診斷過數個分別罹患十二指腸潰瘍、胃潰瘍的小病患，而且還有同時罹患二者的兒童。

通常，潰瘍患者以男性居多，巧合的是兒童患者也以男生較常見。而且是以十四、五歲正值思春期的較多。這個階段的小孩是精神上最不穩定的時期，可是他們卻必須面對人際關係、升學考試等激烈的壓力，是患病的主因。

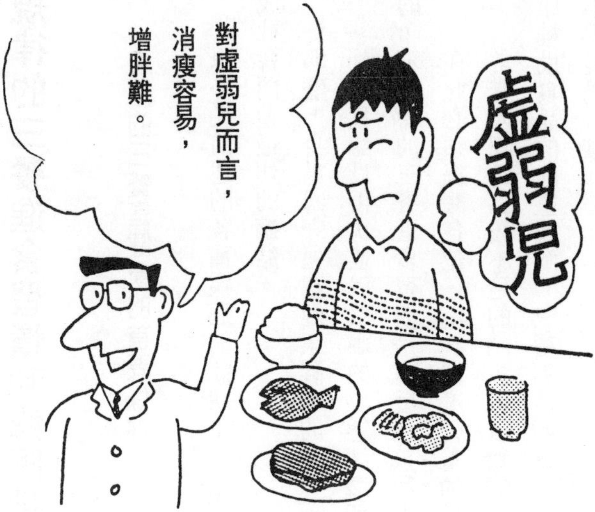

其實，讓兒童利用運動大量發汗的機會，消除重重的壓力是最佳的發洩，而預防兒童潰瘍的最有效方法就是紓解致命傷的壓力。

不過，從經驗中發現，現代人最缺乏的是克服壓力、强化意志力、積極進取、默默耕耘等足以充實身心的積極性的能力。

然而，重拾能力的方法，最簡單的就是從生活起居著手。首先，養成早睡早起的習慣是步入規律生活的起步。因爲從治療兒童潰瘍病例中發現，大多數的病童有飲食時間不規律、熬夜等不正常的生活習慣。簡單的說，這些兒童有散漫成性的傾向。其中絕大多數是因襲父母所造成的，所以，全員共同努力是重新整頓生活習慣的先決條件。

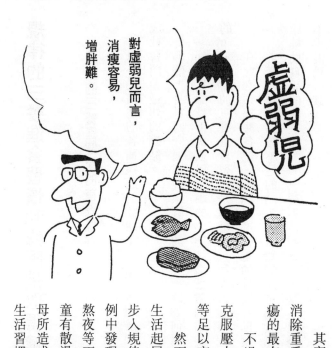

規律的三餐進食習慣和蜂膠是取得健康的良策

規律的三餐是健康的首要條件

想必從前述的各種疾病的症狀中，已瞭解肥胖和虛弱（瘦弱）是影響現代兒童健康，造成社會問題最切的癥結。

那麼，身爲固守兒童健康關卡的父母，該如何爲子女奠定維護健康的基石呢？

首先我認爲再次並以嚴肅的心態認識三餐的重要性是開始的第一步。正如前面不斷强調的，不規律的三餐進食習慣是引發小孩和大人健康危機的首要關鍵。

在此必須提醒各位，不論多麼營養的健康補助食品都無法取代三餐所攝取的養分。

常有人認爲三餐不足的話，可以藉健康補助食品補充就可以了，這種觀念是對三餐與健康補助食品的嚴重誤解。三餐不足的營養，基本上是應該從三餐食物中補充的，所以二者是不得混爲一談。

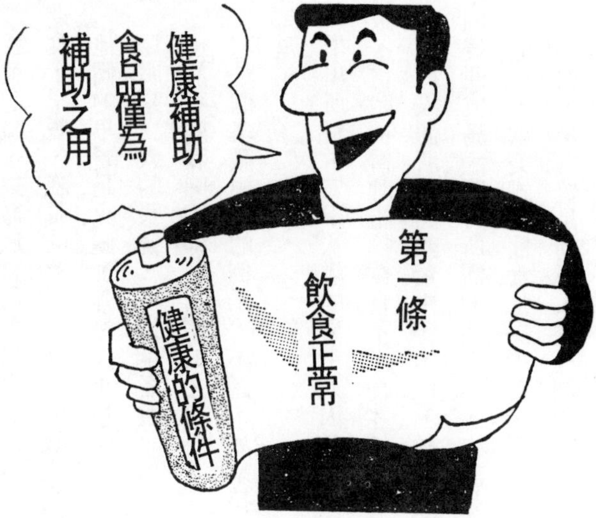
健康補助
食品僅為
補助之用
第一條
飲食正常
健康的條件

更何況，「今日的三餐是明日活力的泉源，也是造血、造肉的材料」，所以，健康的條件首在養成規律的三餐進食習慣。

然後搭配醫學界認可的蜂膠之類的健康補助食品補充。即可獲得相得益彰的效果。

那麼，「規律的三餐進食習慣」的具體意義爲何？簡單而言就是獲得健康的「指標」。

蜂膠不等於汽油也不等於燃料

不論過去或現在的人都有下面這樣的誤解。

「營養存在於菜餚等副食中，米飯、麵包之類的主食只做裹腹之用，所以主食是造成肥胖的原因……」

我就認識一對徹底實行「副食主義」的夫婦。他們是各有事業的頂客族，中餐二人同在外進食，早餐、晚餐的菜單是除了米飯或麵包以外的食物。

他們的早餐是火腿加沙拉、牛奶、乳酸酪；晚餐是以肉類、魚類爲主，豆腐、沙拉爲輔。豆腐是二人的最愛，所以能各食一塊。此外，啤酒是晚餐不可缺的飲料。從飲食內容來看，也許豆腐和啤酒即其所謂的主食吧！

這是個略微極端的例子，不過，如果持續這樣的飲食習慣的話，健康受損是遲早要發生的問題。

不出所料，三十八歲的男主人因身體不適接受檢查之際，宣布可能是高血壓和高脂血症所致。當時被醫師指摘飲食不平衡才知自已的錯誤。

維持人體所需的熱量中，米飯、麵包含有的碳水化合物成分是最必需的來源。這種熱量燃燒後便成爲「明日所需的活力」，也就是精力的要素。

但是，歐美式的飲食是採少食米飯，多食副食（肉類等的蛋白質爲主）的型態。

當然，蛋白質是構成人體（細胞）不可或缺的營養成分之一，但它無法產生熱能。因此採取碳水化合物爲主體的主食，和蛋白質爲主體的副食都能均衡攝取，就是最理想的健康菜

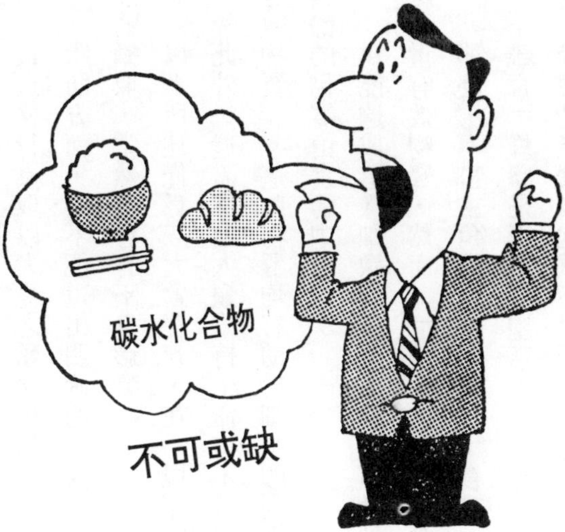

單了。

根據最近營養學報告指出，人體每日所需總熱量之百分之五十～六十以從主食中的碳水化合物取得爲適當。

可是，現在一般人家庭的食譜中，碳水化合物的含量只有百分之三十～四十。其餘都是主食以外的副食品，使得熱量比例形成主食爲輔、副食爲主的顛倒狀況。

通常，三大營養素的理想攝取方法應爲碳水化合物占百分之五十～六十、剩下的攝取量是蛋白質占百分之二十～三十或脂肪占百分之三十～三十五，如此才算是平衡的營養。

其次，關於攝取蛋白質和脂肪時，應多選植物性？抑是動物性較佳的問題。

說來話長，簡而言之的話，關於蛋白質方面以各攝取剛好的熱量爲佳。

最近盛行攝取以大豆之類含植物性蛋白質的食品爲主，但這樣有失衡之虞。

脂肪方面，雖不能道出明確的分量，但以植物性油爲主較妥當。不過，完全封殺動物性油的攝取，當然也會有不良影響。

以上所述僅爲三大營養素，在「規律的三餐習慣」中攝取量的指標。

此外，還需加上人類維持生命也不可欠缺的維他命、礦物質、氨基酸、荷爾蒙等「微量有效物質」。這些物質均有助於細胞順利進行代謝，其中只有荷爾蒙是由體內自行製造外，其餘的仍需由食物中取得。

爲能達成這樣細緻的作業，就必須做到讓三大營養素得到十分均衡的攝取，及補充完整的微量有效物質，然而，「規律的三餐進食習慣」就是達成目的的條件。

那麼，本書主角的蜂膠應屬於「食品」中的何種定位呢?當然是微量有效物質了。

雖言「蜂膠是恢復細胞活力的源泉」，但它本身並不像碳水化合物能夠產生熱量的燃料。蜂膠是能讓細胞重新發揮功能，也就是活化細胞，恢復精力的物質。

如將細胞比喻爲汽車的引擎，那麼，蜂膠就是提高引擎性能的物質，但不是汽油。

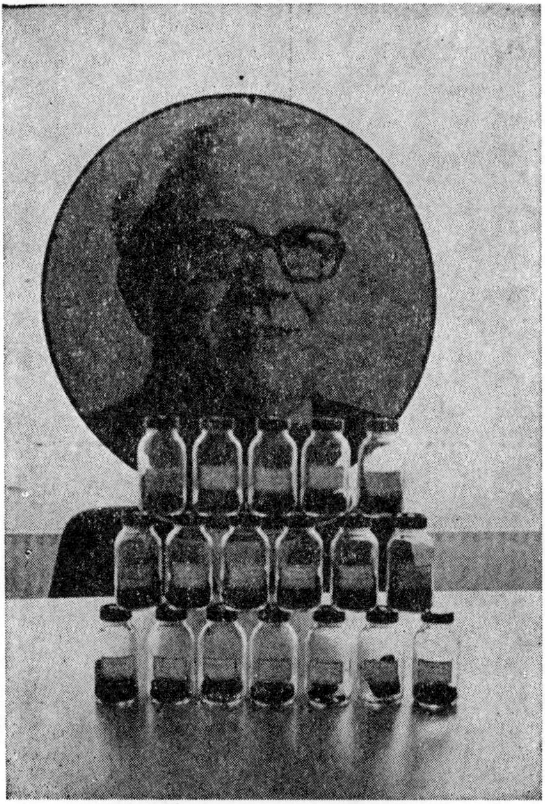

阿卡德調配許多不同類別的蜂膠，
並繼續研究效果更高的蜂膠。

而汽油則相當於碳水化合物和脂肪。一輛汽車如果沒有十足的馬力就算使用最高級的汽油，也難讓引擎發揮應有的性能。同樣的道理，人體因均衡的攝取了三大營養素而獲得熱量，但卻爲了缺乏蜂膠的補助，造成細胞機能衰退無法復原的憾事。

蜂膠沒有副作用，即使每日持續服用也無後顧之憂。如果能夠從平日就服用蜂膠，保持細胞的引擎最佳狀況，而且也能使汽油完全燃燒，那麼，真正的健康，充沛的精力當然也就油然而生了。

能够有效治療兒童疾病的蜂膠

蜂膠對兒童具有增進健康、增強體力的功能，而且對肥胖和虛弱兒童還有不可思議的作用。

理由如下。

如前所述細胞必須將如同燃料的營養成分燃燒後才能產生能量。因此，能夠讓熱能產生熱量，就可以使體溫維持一個定數。就是說，維持健康的生命活動在於熱量產生的狀況。

但是，肥胖兒和虛弱兒的細胞在生產熱量過程中，因爲燃燒過程的效率不良，經常呈現

＊對於駐顏大有幫助

遠藤照子（38歲・經營餐館）

做生意的關係，免不了喝酒應酬。自從服用蜂膠後，不再出現以前應酬的第二天仍殘留酒醉未醒般萎靡的神態。如今即使脂粉未施也能保持紅潤的氣色。

＊不再夜不成眠

西北勝江（58歲・家庭主婦）

失眠症會使人缺乏任何活動的意念，終日頭暈腦脹、糊理糊塗地過一天。半信半疑的買入從雜誌上得知的蜂膠試用，結果竟然身心獲得良好協調且有恢復疲勞的功效。

＊改善手術後惡化的身體狀況

西山繭子（41歲・家庭主婦）

自二年前的乳癌切除手術後，始終未能恢復惡化的體力。服用蜂膠之後，竟然毫不保留地發揮其效果，使我的身體狀況日趨佳境。連外子也受惠而元氣大增，又讓我們重返幸福快樂的生活。

＊揮別肥胖而來的不速之客

川崎博子（26歲・ＯＬ）

自以前就為肥胖所造成的頭痛、肩酸痛、悸動、呼吸困難、關節痛等雜症困惹。在各種嚐試後始服用蜂膠，不適的症狀消失，一個月內減輕八公斤的體重，腰圍也縮小了八公分，全身感到無比的輕鬆自在。

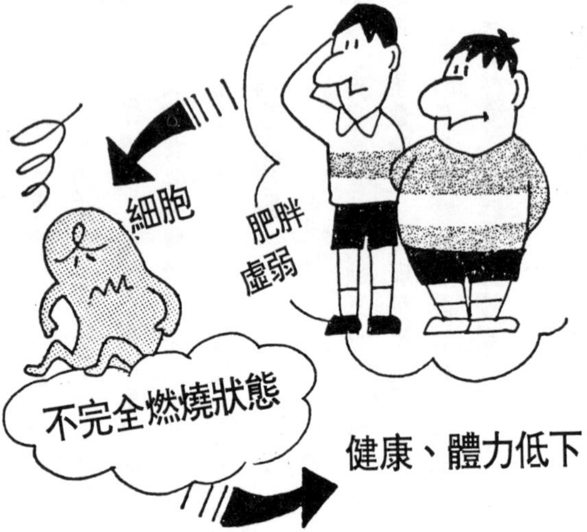

不完全燃燒的狀態，以致無法產生生命力。

簡單地說，就像火爐沒有風箱的助力，無法造成旺盛火勢的狀態。

又好比踩汽車的剎車板一樣，燃料充足就能夠馳騁千里，空轉的話只有原地打轉了。

換言之，出現這樣的狀態即表示熱能源的ATP不能充分發揮效率所致。依如前述，爲使ATP發揮作用，就必須所有酵素能夠順利的發揮功能，肥胖和虛弱因爲無法充分地達到這種作業程度，所以才有活力不足的現象。

因此，唯有提高細胞燃燒過程的效率，促進ATP發揮機能才能給予細胞充足的活力。

在謹守飲食治療上配合每日服用蜂膠，將是相得益彰的治療方法。

並且，蜂膠具有預防高血壓、預防消化管潰瘍、預防感染症、改善過敏性體質、抗炎症作用、預防老化等家喻户曉等效果。更何況，它是種天然物質，不具任何副作用，是可以安心食用的健康食品。

兒童的健康是家庭成員不可漠視的問題

最後，盼望各位謹記的是，兒童的健康是家庭不可漠視的問題。

基本上，家庭成員中並不是只有兒童才會發生健康狀況不佳的情形。

也就是說，如果兒童生病，那麼母親的患病可能性也較高；相反的，假如是母親生病，相對的就提高了兒童得病的機率。

原因何在？從介紹過的個案中可發現患病兒童大多生長在飲食習慣不規律、有遺傳性疾病、生活習慣不良等非正常環境的家庭中，這些就是造成兒童患病的共同原因。

共同生活在同一個家庭環境，卻只有一個成員生病是不可能的事實。

因此，我們在為兒童診斷病情時都必須綜合患者的家庭環境狀況、遺傳或肉體上的環境狀況作為診斷依據，因為並不是只有兒童患病，就治療其病即可的道理。

尤其是生存在這個爭名奪利不服輸的今日，如果連飲食生活也危機重重的話，那麼，每個人每日承受倍增的壓力機會也就在所難免了。

因此，讓我們以子女的健康狀況是父母的明鏡；父母健康狀況是子女的警鐘爲座右銘，再次確實的認識健康的重要性！

第4章 我們對蜂膠的親身體驗

——克服過敏性體質、支氣管炎、膀胱炎、蓄膿症、壓力等寶貴的證言

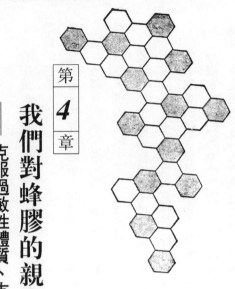

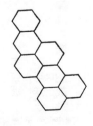

受到雙親過敏性體質的遺傳，而為嚴重的中耳炎所惱的女兒，服用蜂膠後不但病情好轉，而且也讓全家重拾失落的歡樂！

東京都
下平洋子
（家庭主婦・38歲）

我家成員包括先生的父母、我們夫妻及二名子女。除了我和先生外，其他四名成員都是帶病的患者。

我的公公對花粉過敏，每逢春初至入秋總會有眼睛發癢、淚汪汪、甚至噴嚏打個不停的症狀。他經常到鄉間做生意、沿途總是緊閉車窗，爲的是避免接觸鄉村漂浮在空氣中植物花粉的刺激，也因此減少了外出的機會。

我的婆婆也對花粉過敏，情況雖比公公的輕微，但卻受貧血症之苦。

十二歲的長子自小就因氣管不好而經常感冒。

四名患者的情況以就讀小學三年級的長女最嚴重。

一歲左右開始對寒冷過敏，一遇冷風吹襲就馬上感冒。後來發現長男和長女容易感冒的體質，可能跟爺爺奶奶的過敏性體質有關。

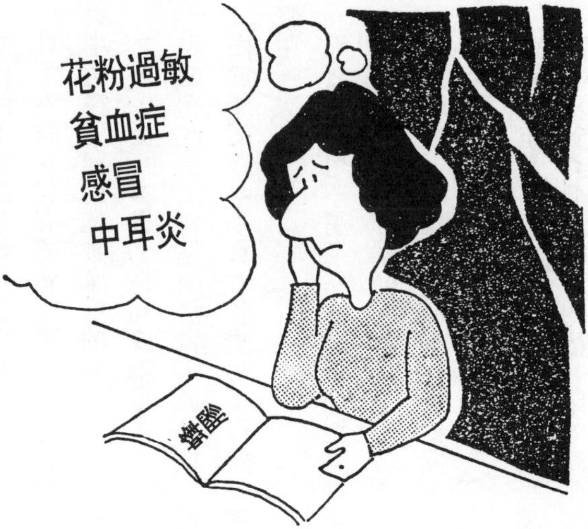

長女每當初秋時分到翌年的五月，都會呈鼻子不通的狀態。

更嚴重的是耳朵部分。從她入小學之前開始，每逢月尾就爲中耳炎所苦。

所以，月尾一定得到耳鼻喉科報到。尤其令我難忘的是，要爲她吸出積在耳內的膿，卻又不能使用麻醉劑，那是連大人也不得不改面色的，但她竟然能强忍著疼痛，僅以洶湧的淚水代替一般小孩鬼哭神號的表現，真令我心痛不已。

手術後，她依舊在每月的同時間必須承擔相同的痛苦。醫生說如果不好好治療會有重聽之虞。

治療也只能採取改善體質的方法。而醫生

也只能做到不再讓患部化膿的程度。

爲了不讓女兒有導致重聽的絲毫機會，於是開始涉獵有關改善體質的書藉。後來在各式資料中選擇了利用乾布摩擦的方法，但是顯然毫無效果。

之後，從某本書上得知蜂膠是產生精力的泉源，精力充沛時，自然會有抵抗力。既然如此一定能夠改善成强健的體質。於是抱著孤注一擲的想法開始讓她服用蜂膠。

由於年紀還小不會吞膠囊，所以將外層的膠囊去掉，只讓她吃倒出的藥粉，而且是早晚各服用一次。

果然在服用一星期左右，不但對寒冷過敏的情形大有改善，而且也減輕了鼻塞的症狀。起初是全年不分季節，每天早晚各吃一粒。情況轉好之後，只有在起風的季節才服用。直到現在，感冒次數減少，過敏狀況也不再頻繁出現。甚至連每月出現的中耳炎次數也逐漸減少了。

雖然每年都必須再接受一、二次的吸膿手術，但情況也比以前好了許多。

如今，全家原來爲了長女中耳炎難有起色而鬱鬱寡歡的氣氛，也隨著女兒病情的好轉而一掃昔日的陰霾。同時，她的個性也變得開朗了。當我看到這些記錄時，不由得又熱淚盈眶。

我相信蜂膠不但是精力之泉，而且也能改變性格。

當女兒的鼻塞症狀在一週內獲得改善後，公公、婆婆及長子也開始服用蜂膠。

兩位老人家在服用後確實改善了花粉症的症狀。而且，公公的身體狀況也比以前更佳了。尤其每天吃早點時，聲如洪鐘的一聲「美好的今天！」總會帶給孫子們開心的笑意。

婆婆的貧血也日趨好轉。以前每日必定服用的增血劑，現在連醫師診斷後也認爲可以停止服用了。

去年年尾，長男因睡落枕造成脖筋疼痛。雖然貼了酸痛藥布，但同時也有三十八度的高熱現象。

本來打算送醫治療的，但外子卻以「還不到送醫的程度，給他吃蜂膠臥床休息也許就會復元了」，阻止我打算送兒子去醫院求診的念頭，那天就照著外子的建議，先觀察一天再看看。

當時以早、中、晚各服用一粒蜂膠。

翌日早晨，熱度已降至三七・八度。不但能有胃口與大家共進早餐，而且脖筋痛也減輕

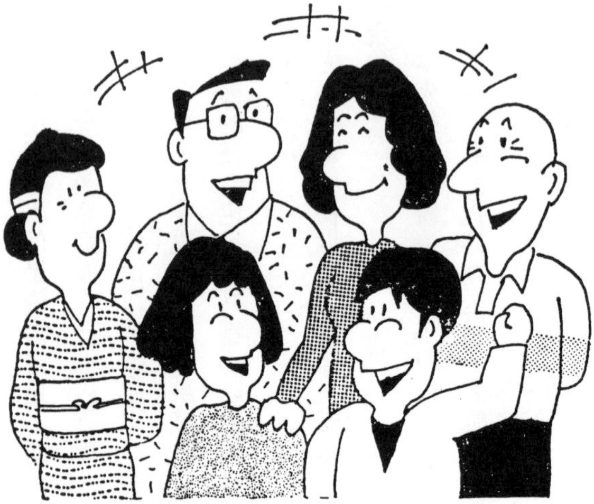

了。

面對長子迅速復原的樣子，公公對蜂膠能恢復精力的效力驚嘆不已。外子也以狐疑眼光凝視長子。甚至懷疑長子有不敢看病而說謊之嫌。但是，望著與平時用餐的相同模樣看來，復原的事實是不容置疑的。

基於家人所得到的效果，提供給尚不認識蜂膠的朋友，切勿放棄親身體驗蜂膠神效的機會。

不過先提醒有意嚐試的朋友，絕對不要因爲久未獲得期待的效果而動搖對蜂膠信心；也勿因半途而廢喪失得到它驚人效果權利。

確確實實地實行是最重要的。奉勸各位去親身嚐試一下吧！沒有嚐試的勇氣豈知結果的滋味。

《講評》

從這篇證言中爲蜂膠具有改善過敏性體質、有效治療貧血及消除局部炎症症狀等效果做了確切的佐證。

根據前述，已可了解蜂膠對細胞機能亢進扮演著吃重的角色，但對蜂膠會在形成過敏的哪個部位發揮效能及如何發揮作用等問題是今後研究的重點。

現代醫學已研究出由局部粘膜所分泌的一種IgA免疫體具有顯著防止細菌、濾過性病毒侵入與繁殖的功效。

也許蜂膠除了能使衰退的細胞再復原的作用外，還有能與抗生素媲美的抗菌、抗濾過性病毒的作用及增強IgA分泌的效果呢！

不僅如此在一般臨床診斷中也能發現蜂膠對急性上呼吸道炎症驚人療效的實證。

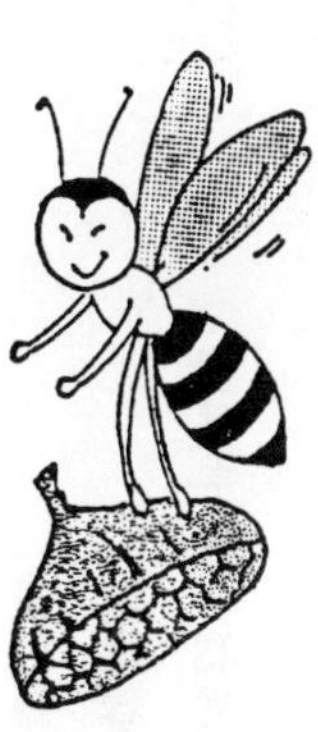

在蜂膠的庇佑下，不但使我在接受不孕症手術後情況良好，而且也減輕支氣管炎和膀胱炎的症狀，也正是我廣為蜂膠宣傳其效果的原因。

愛知縣
大森春子
（家庭主婦・33歲）

五年前的三月是四度接受不孕症手術的日子。

我從那次手術前半年就已經以一日三次，早、中、晚各二粒的分量服用蜂膠。

每當想起前三次手術後因爲劇烈的傷口疼痛而讓我輾轉反側，徹夜難眠的情景時，總會有無限的委屈感。

但在第四次手術後的痛感比以前輕微許多。

突然想到這可能是蜂膠的保佑吧！而且還不斷告訴朋友「蜂膠可以減輕疼痛，並可讓傷口早日癒合的功能喲！」現在想起能夠平和度過那次手術後的日子，對蜂膠的感激不禁又油然而生。

並且又想到在那次手術，蜂膠發揮的另一個效果

我從以前就有起碼得花一小時的時間才能慢慢入睡和無法仰著睡的毛病。聽說，臀部翹

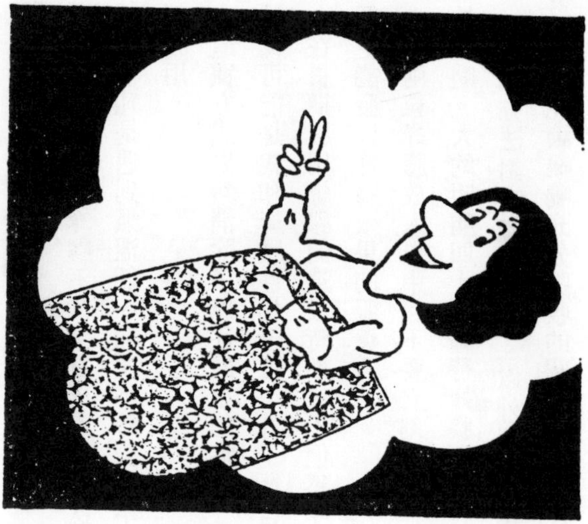

的人大多有不長時間仰臥的習性。而我正巧是該類型的人。

但在該次手術後，不知不覺中竟能採長時間仰臥的姿勢臥床了。這還是一旁照顧我的外子發現的。

而且從手術後至今，除了翻身時傷口疼痛外，其他狀況均正常良好。也因爲這樣，手術第二天我就能自行下床如廁，回想起來還真不可思議呢！

其實連外子也驚訝不已，還關懷的問：

「真的不要緊嗎?別太勉强!」

但這項舉動被主治醫師發現，以傷口無法癒合蓋不負責予以斥責。外子也順勢下達嚴厲的阻止命令。

此外，本來就有支氣管不良的宿疾，尤其感冒時，喉嚨總是首當其衝受到威脅。歷經二星期就變得聲音沙啞，而後無法發出聲音。

但在開始服用蜂膠不久，首先是感冒次數減少，感冒時喉頭也不再有嚴重的症狀出現。之後凡是遇到氣溫低、喉頭不舒服，不管有沒有感冒，都會加倍蜂膠的分量並添加酵母一起服用。

這種方式果然消除了以往嚴重的症狀。也許酵母和蜂膠是非常相性的二物，不過，外子卻認爲可能是我和蜂膠性相合吧！外子所言或許有理。

在長期服用蜂膠的這段時期，不但感受到它的神奇效果，並且迫不急待想告訴所有朋友一個更能發揮蜂膠效果的服藥方法。

將兩粒蜂膠放入口中。不要立刻吞下，先含在嘴裡等到蜂膠變成像口香糖一樣之後，再開始咀嚼。大約咀嚼四十分鐘待蜂膠漸成粒狀後即可下嚥。

這個方法對喉嚨最有益。以外行人的推斷，也許蜂膠的有效成分能直接在喉嚨發揮作用，並且能讓喉嚨充分吸收的關係吧！

如果是咳嗽情形，可以喝水吞服。

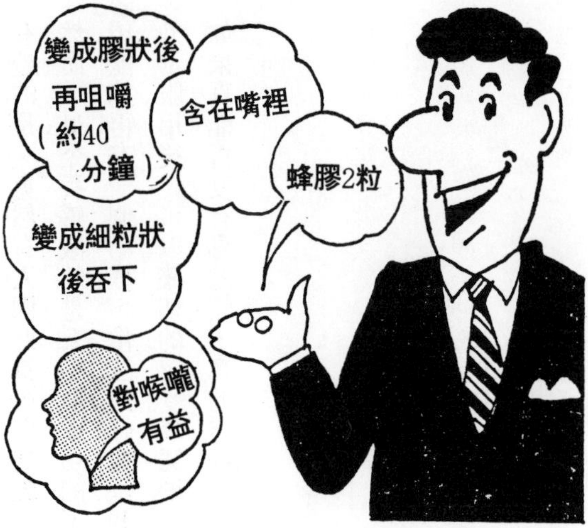
蜂膠2粒
含在嘴裡
變成膠狀後
再咀嚼
（約40
分鐘）
變成細粒狀
後吞下
對喉嚨
有益

喉痛時請以咀嚼後嚥下的方法服用。如果認爲有哄騙之嫌的話，不妨親自試一試。

除了支氣管不好外，尚有膀胱炎的毛病。而我是從二年前出院後，開始一起服用蜂膠和治療藥的。

果然，病情日漸輕微。膀胱炎即如其名是膀胱發炎的病症，也就是說，蜂膠對炎症也具效果。

從歷經的體驗，開始誠摯的向周遭人介紹蜂膠的功效。雖然如此熱忱的宣傳曾遭到不少閒言閒語，但我都不在意，仍舊繼續自認是有益的工作。

期間我也接到許多受惠者的感激之情。除了因爲領受謝意而由衷喜悅外，眼見個個從病痛與煩憂中復原者的笑容才是我最大的安慰。

有趣的是，竟然有人因此減少白髮數量呢！

然而，最令我感激的是五年前成功的不孕症手術，讓我擁有現在三歲半的兒子，但是我還奢望能夠再有一個小孩，當然最好能是個女兒嘍！

外子服用後，可以確切的感受蜂膠增强精力的效能。

如果真能再度有喜的話，真的將歸功於蜂膠的庇佑了。

《講評》

現代醫學在治療炎症方面幾乎都採無條件服用抗生素的方法。但對尿路感染症（腎盂炎、膀胱炎）只能暫時遏止的治標，而不能達到治本的目的。上呼吸道感染尤有相當多使用抗生素治療無效的病例。

同時，抗生素的副作用對長期服用的患者而言是處於不利的地位。

因此，利用具有消滅細菌、濾過性病毒菌的蜂膠，對於現代醫學使用抗生素治療感染症而造成患者不適的副作用缺憾，有截長補短功能。

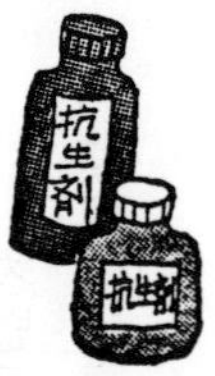

蜂膠增強體力的效果不但治好感冒，而且紓解了自懂事後為嚴重的蓄膿症和齒槽膿漏所折磨的歲月，使我有幸能再得到度日如神的機會！

熊本縣
牧野幸男
（務農・53歲）

我是在熊本縣八代從事農務工作的農人，五十三歲。

當我知道蜂膠之名時，已經渡過了一段爲嚴重的蓄膿症和齒槽膿漏所折磨的漫長歲月。

蓄膿症自我懂事開始就長相伴隨了。

鼻塞、呼吸困難的不適感只有同病相憐的人才能體會。形影不離的不適感所造成情緒煩躁，經常爲了不順心的芝麻小事暴跳如雷，最後家人爲了避免惹我心煩而儘量敬而遠之。

記得念小學、中學時，老是記不得老師所教的課程內容而常遭責備。可能是注意力無法集中的關係，即使加倍用功，成績仍然無法精進。

更糟的是，蓄膿症的症狀在感冒期間更爲嚴重時，根本沒有絲毫的學習情緒可言。終日不斷地反覆著擤鼻涕和鼻塞的動作。就算感冒好了，可是依然得繼續飽受難以治癒的蓄膿症的折磨。

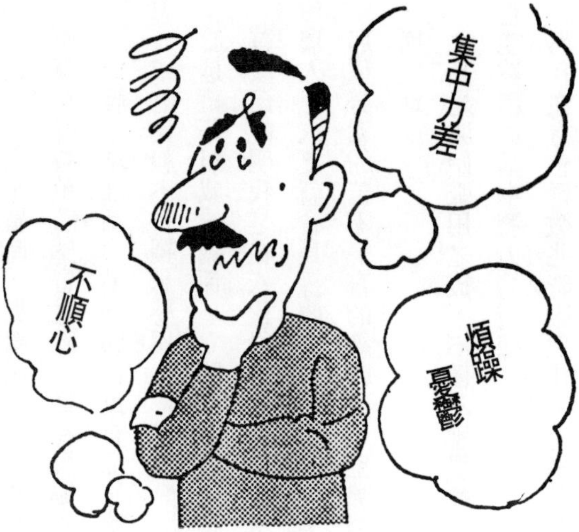

高中一年級時住院治療一個月並接受蓄膿症手術。但效果不彰，當年冬天症狀再復發。自那時開始，就浮現膿症必將伴我終生的悲觀念頭。

成人之後曾嚐試針灸治療。結果仍是失望大於希望。

爲了能夠揮別蓄膿症的陰影，我十分積極的尋訪治療方法。即使我勇於付出接受考驗，但總是美夢成空。

所以，受折磨的我就得在天生內臟機能薄弱、易患感冒的情勢下慘澹渡過每個寒冬。

所有治療法中以採用蕺菜煎熬後的汁液清洗鼻子的方法較爲有效。但也只是治標的方法，仍無法治本。

四年前曾使用針灸治療效果雖顯著，但一遇感冒的話，症狀就會故態復萌。不過，没患感冒時，對蓄膿症倒是十分有效的。但是設法預防感冒實是件難事。而就在尋找預防感冒之際，從在農協服務的親戚處聽說蜂膠之名。「蜂膠是增加活力的健康補助食品，應該可以預防感冒」也許有理吧！如果能有强健的體力，或許比較不會罹患感冒。

於是藉著親戚的關係，立即購買蜂膠試用。

首段已說明我是在八代從事農務工作者，八代平野所生產藺草是全國屈指可數的地區。每位農人至入夏就會爲採收工作忙得筋疲力竭。

那種勞累的苦不堪言的經驗是司空見慣的，如今五十三歲的我，依舊能在收割行列中占有一席之地。

尤其是開始服用之後，不僅不感覺疲累，而且能神采奕奕的接受翌日的挑戰。我想這就是它能夠創造基本體力的證據。

而且在有感冒徵兆時服用比平時稍多分量後，一夜之間即可恢復精神。即使有發燒症狀也能因此退祛。對它也能治療感冒真的訝異萬分。

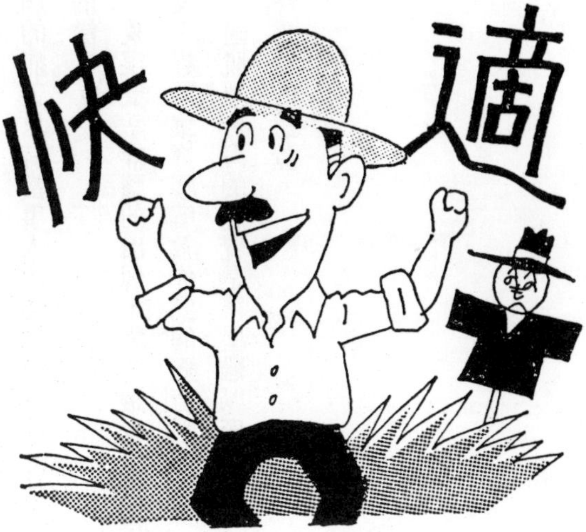

從此之後，蜂膠就成爲家中代替感冒藥的常備藥品。

我的蓄膿症也因不易感冒而減輕不適感。老實說，對於蜂膠解除長期性蓄膿症造成的折磨確實難以置信，不過那種宛如重獲自由的喜悅是筆墨無法形容的。

通常是以開水吞服的方法服用蜂膠，如果感冒喉痛時，則先將膠囊咬碎後吞服。我認爲咬碎的話可讓藥效成分直接在喉頭發生作用，可以提早發揮效用。

這種咬碎服用的方法竟也意外的治癒連牙醫也束手無策的齒槽膿漏毛病。

現在，如果偶爾牙齦稍有疼痛，只要每日咬二、三粒蜂膠就能立即復原。

最後，誠摯的給有意嚐試使用蜂膠的朋友一個忠告。不只是我的蓄膿症和齒槽漏，任何疾病的痛苦只有當事人才能了解，即使他人能夠體會，但絕不會理解疼痛難挨的那種無法言喻的滋味。

我很慶幸蜂膠的出現，終於讓我脱離長期病痛的苦海。因此，希望正陷在病魔手掌中的難友，趕緊讓蜂膠解救你們的痛苦吧！

這脱離苦海的感覺是筆墨難以形容的。只要各位能有恒的持續體會，就能夠感受到那種如釋重負的感覺。

《講　評》

從開始便提過數次關於蜂膠能有效治療感冒喉痛的症狀。

從推論就可容易的想像蜂膠能夠有效化解咽喉的蓄膿現象，利用蜂膠清淨咽喉之際，因爲能夠順帶強化粘膜組織和粘膜微血管組織，所以能有效治療齒槽膿漏。

由於能夠產生這樣的作用，所以市面上開始有蜂膠牙膏和漱口水的銷售品。

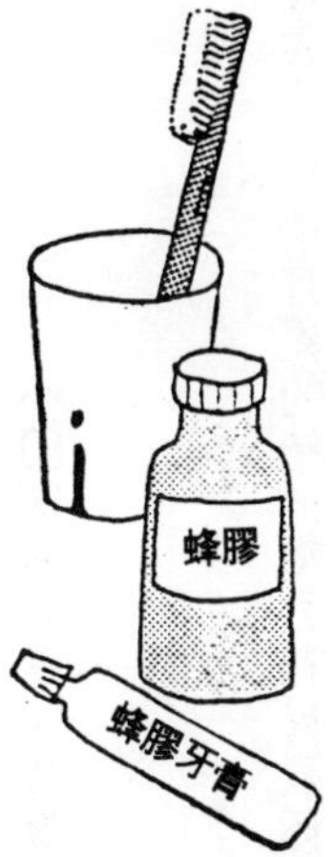

因為飲酒的嗜好，導致腸胃不佳；拼命用鹽刷牙來防範齒槽膿漏。偶然的機會發現並使用含蜂膠成分的牙膏，結果一舉還我腸胃和牙齒的健康！

山梨縣
長田榮一郎
（印鑑銷售業、48歲）

我是自營印鑑銷售的業者。

每天從早到晚都得緊繃著精神和體力外出推展業務。日積月累的精神壓力和喜歡杯中物的嗜好，使我從二十多歲開始就有腸胃不佳的現象。但是美酒當前也就顧不得耳提面命的健康警示。

三十二歲那年，下排的牙齦有出水發癢，進而疼痛的現象。起初並不以爲意，但逐漸嚴重後才請醫師治療。經醫師解說才知差點就演變成齒槽膿漏。

因爲齒槽膿漏是一種很難治癒的疾病，所以如何防範，成爲朝思暮想目標。

那時有人教我用鹽刷牙可能有效，於是如獲至寶般立即奉行。

用鹽刷牙的方法是用硬毛牙刷沾鹽在牙床搓刷，這是種原始的治療法。

雖然會痛得受不了，但隨著凡事堅持到底的好强個性，使我只好忍痛繼續執行了。

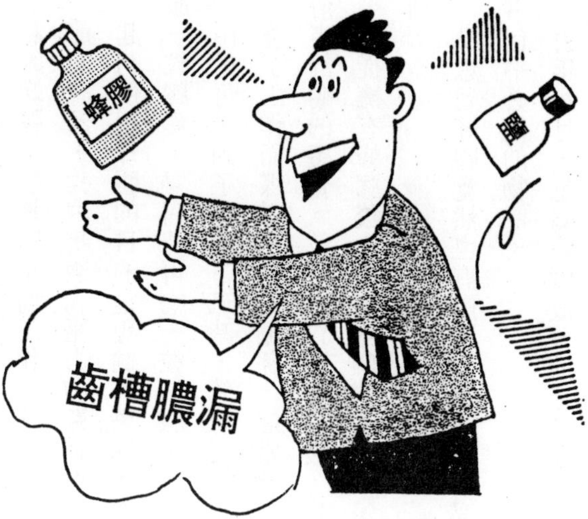

經過一個月的忍痛工夫，牙床狀況確實比以前有明顯的改善。但如果稍有未用鹽刷牙的話，馬上就會出現發癢和疼痛的症狀，所以十五年來從來不敢一日怠忽使用原始方法刷牙的工作。要不是業務繁忙很難配合牙醫的治療時間，否則並不喜歡這種刷牙的方法。

每當用鹽刷牙難免會嚥下些許鹽分，因此長期使用此法是否會造成鹽分促使血壓升高，不利於腎臟等傷害健康的疑慮油然而生。

由於工作關係必須時時面對業務往來客户，如果一開口就被對方發現滿口黑牙，豈不失禮？因爲，長期用鹽刷牙會逐漸使牙齒變黑是另一項顧慮。

是否還有其他更好的方法，又成爲廢寢忘

食尋找的目標。

聽說蜂膠一事是四年前工作伙伴告知一種有益腸胃的健康食品。前面說過，我因嗜酒和壓力的關係而有腸胃不佳的情況，於是又引起購買一試的念頭。起初使用蜂膠的目的是想健胃整腸，而沒有治療齒槽膿漏的打算。基本上是採每天早晚各服一粒膠囊，胃痛時再吃一粒的服用方法。

由於每天到了傍晚下班時，總會定時出現胃痛的情形，所以蜂膠就成爲該時段的止疼寶物。爲了工作而喋喋不休的關係，經常會口乾舌燥，此時含一粒蜂膠不但是口腔，連牙床也有清爽舒暢的感覺。並且在胃中溶化後，也奇蹟似的不再疼痛，實在是至寶啊！

自從擁有蜂膠後，每當應酬飲酒前一定先吃二粒，現在即使喝得再多也不會有酒醉難過的情形。

沒想到蜂膠竟然也有解酒醉的效果。爲了不讓今天的應酬造成明日的負擔，蜂膠就成爲公事包中必備的物品。

去年八月，忽聞蜂膠成分的牙膏上市的消息，興奮之餘趕緊大肆買進。

從那時起，終於可以擺脱持續已長用鹽刷牙的經驗，蜂膠與鹽交接後每天早晚各刷一

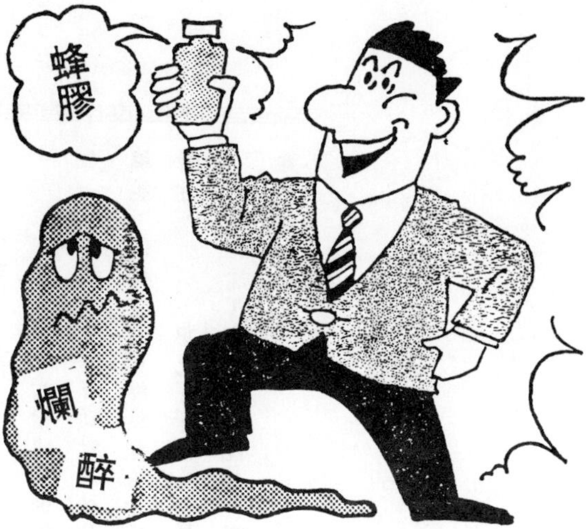

次，那種輕柔按摩牙床的感覺，實在美好的不得了。

改用蜂膠牙膏不但刷牙成爲最愉快的事，而且也抑止了出膿和疼痛。效果也遠超過鹽。爲了達到完全治癒齒槽膿漏的宿願，所以持之以恒的用蜂膠刷牙不敢間斷。

不但如此，還發覺食量大增，酒量也比以前更好了。也許真的與蜂膠作用有關吧！

此外，長年因糖尿病和神經痛必須臥床靜養的七十三歲母親在服用蜂膠後，不僅能下床活動，而且跟我一樣食慾大振。這份喜悅實在無以言表，總之，誠心的感激蜂膠所賜予的一切。

《講　評》

該例除是關於齒槽膿漏的證明外，還有關飲酒的問題。

人體構造中的肝臟對酒精具有解毒、分解、排泄的功能。雖然蜂膠能夠強化肝機能，但持續過量仍然會給肝臟帶來沈重的負擔，同時也會升高液中的脂肪和中性脂肪，所以，即使有蜂膠多一層的保護，也不該掉以輕心而傷害蜂膠護衛的美意。

蜂膠除了上述的功能外，對於胃潰瘍，可能還有強化粘膜和修復因潰瘍受損的組織等功效。

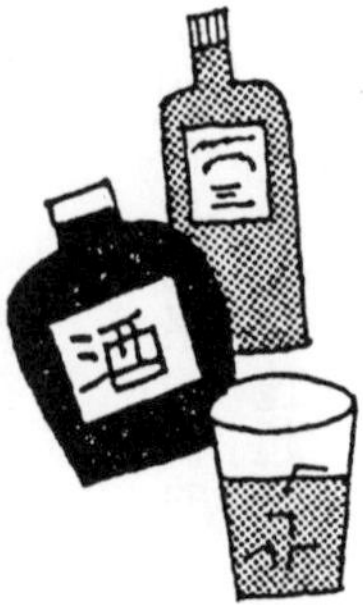

壓力因素造成的胃潰瘍是海外工作者常患職業病。常用在墨西哥認識的蜂膠，所以膽結石和肝炎手術後能奇蹟般的快速痊癒。

神奈川縣
高田守
（經營貿易公司、46歲）

我從事的是進出口貿易，並經營小型的貿易公司。

工作關係一年中幾乎有半年的時間必須在國外奔波。所以水土不服是造成經常在海外工作者生病的原因。

爲了預防這種情形，我總在國外出差時隨身攜帶各式日本製的藥品和蜂膠。

我是於三年前墨西哥洽辦業務時，聽說有關蜂膠的事，告訴我蜂膠事情的是當時駐墨西哥的日本某大電氣公司正值壯年期的A先生。

我是在亞卡布哥的某酒館認識A先生的。能在外地遇到使用相同語言的同胞，對離鄉背井的遊子而言，那種他鄉遇故知的感覺真好。

A先生雖然身材瘦小，但卻有豪飲墨西哥龍舌蘭之莖釀的酒而面不改色的酒量。自認酒量也不差的我，在與A先生比酒時剛好胃潰瘍發作而敗北。

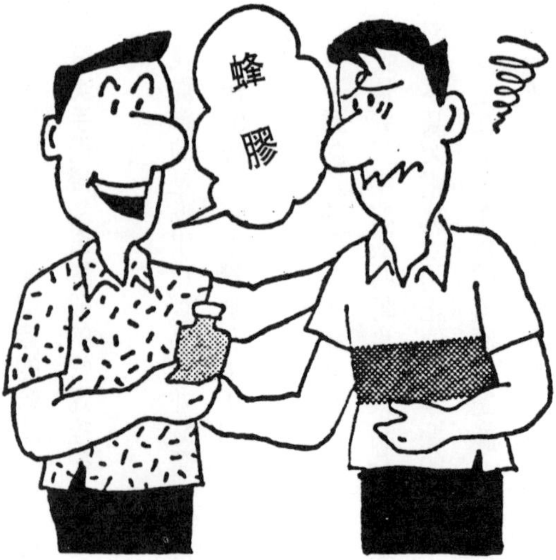

經驗十足的A先生以沒有健康的胃就無法順利談生意做爲座右銘。基於同胞愛，A先生一邊從上衣口袋取出一小瓶藥丸膠囊，一邊說：「跟胃藥一起服用」那就是蜂膠。

好奇心的驅使，要求他告訴我是什麼，剛開始他只是用江湖郎中的口氣神秘的說：「吃吧！保證讓你藥到病除，快樂似神仙！」

後來，他才進一步介紹蜂膠的事情，當時只覺得他的口才就跟醫生一樣頗具說服力。而且我們在吃了三粒蜂膠後就暢談、暢飲直到翌日早晨。

二星期後因另有商務待洽，所以就和A先生分手了。同時也忘了有關蜂膠的事。

在處理業務的兩星期中，爲了不辜負A先

生送我三十多粒蜂膠的美意，於是每天早餐後吃十粒，十天左右全部吃完，也許是這樣，所以兩星期當中未曾發生潰瘍情形。

不但這樣，就連習慣性在工作結束喝一杯後必定出現胃感燒辣的狀況也消失了，原本盛暑食慾不振的毛病也一掃而空，又恢復在國內時的食量。

此後，凡事順利，也許與壓力獲得紓解有關吧！

在處理完公事後再度與A先生見面時，他從我的氣色和神情已不同於初次見面，於是打趣的說：「怎麼樣？蜂膠很有效吧！」

本來不認爲完全是蜂膠的功勞，但從A先生充滿自信的臉上也使我不得不默認。

對A先生贈送蜂膠並改善身體狀況，有意好好答謝的，但他卻說：「不必謝我，謝你自己就行了！」

無論是否應歸功於蜂膠？還是A先生？我的胃又恢復健康卻是不容置疑的事實。

自從在墨西哥和蜂膠相識以後，它就變成與我寸步不離的護身物。

雖然不能斷言身體狀況的改善是否與蜂膠有關，但在十個月前菲律賓之行卻發生這樣的事。

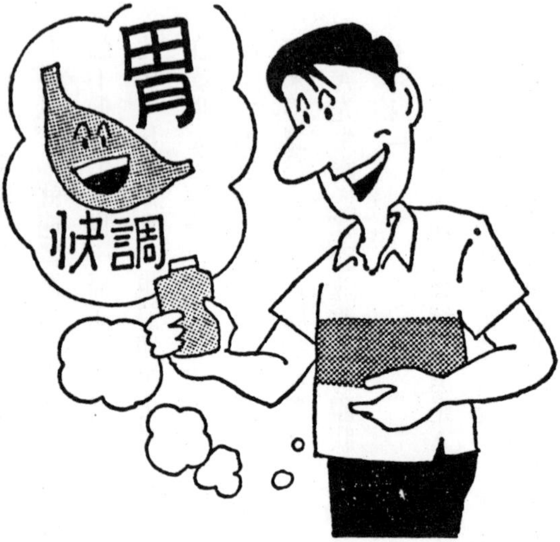

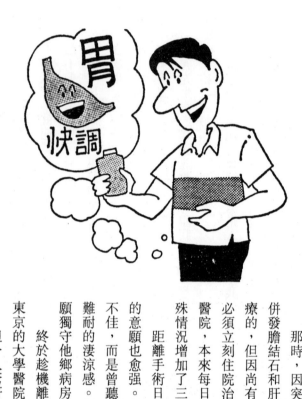

那時，因突發狀況住進當地醫院，原來是併發膽結石和肝炎。雖然打算回國後才接受治療的，但因尚有公事待辦，再加上情況危急，必須立刻住院治療，所以就住進馬尼拉市區的醫院，本來每日服用二粒蜂膠的分量，在此特殊情況增加了三倍的服用量。

距離手術日期愈近，我想回日本再動手術的意願也愈强。但請勿誤解以爲是菲律賓醫術不佳，而是曾聽親友說，在國外住院會有寂寞難耐的淒涼感。所以，寧可與病魔奮戰，也不願獨守他鄉病房。

終於趁機離開菲律賓，返回國內，並住進東京的大學醫院。

但令人驚訝的是，經過東京大學醫院的再

次檢查竟然認爲沒有必要接受膽結石和肝炎的手術。

在菲律賓醫院所照的X光片上確實而清晰的可見膽結石的影像，但國內的結果卻變小了。這種奇異現象連我都不相信，只能半信半疑的認爲是蜂膠的效果。要是在墨西哥認識的A先生在場的話，他一定會不假思索的肯定是蜂膠的庇佑。

或許病情變化跟蜂膠的效果有關，但我對國內的高醫療水準的堅持也是正確的，由衷地感激東京的大學醫院所做的適切照料。

即使這是件意外中的意見，但我仍然歸功蜂膠的照應。

由於壓力的紓解，治癒胃潰瘍的事實，是我對蜂膠效果堅信不移的理由。

除此之外，以往受壓力而頭疼的毛病也就此消失。現在仍採每天早餐後服用一粒的方式以致能保持舒暢的生活。

雖然我的猜疑心很強，但是受到近來健康狀況改善的刺激，現在也讓兒子服用蜂膠。

小犬從小就有淋巴腺肥大以致喉嚨機能薄弱，喉痛、聲音沙啞是司空見慣的症狀。自從開始服用蜂膠，雖然並未每日按時持續服用，但是原有的不適症狀也在斷斷續續間消失。沒想到，連間歇性的服用方式也能獲得蜂膠的回應。

《講　評》

從這篇見證中，首度出現膽結石問題。

大家都知道，膽結石是造成膽囊炎的基石。而且，膽結石也易引發二次性膽囊炎症。

因此，蜂膠的抗炎作用就是使這名患者減輕膽結石症狀的原因。

但是關於肝炎部分，當肝炎情況演進到某程度之後，即使現代醫學或歷史悠久的東洋傳統醫學也有束手無策的難處。

其實，平時能夠注意飲食習慣、嚴守規律生活原則，控制煙酒量，防止體重過量增加等，就是最有效預防肝炎的對策。

尤其像這位患者，對自己的身體和能力過於自信，終而積勞成疾，是導致肝炎的另一原因。

任何嚐試者無法治療環境變化造成的嚴重過敏性鼻炎。最後是受病患恩人的蜂膠之賜解除病痛的！

千葉縣
大須賀　百合子
（家庭主婦、40歲）

七年前，全家從東京遷至千葉縣柏市的現址。由於遠離市區塵囂，感覺到的是清新的空氣、翠綠的植物映入眼簾，而且住屋位於安靜便利的小鎮。全家都非常喜歡這樣的居住環境。

凡事都會在十全十美之外有些微的缺憾。就像遷徙到此宛如人間仙境的住處一樣，自搬來此地之後，過敏性鼻炎因環境應運而生。

我家四周一片緣意盎然之景，隨著不同的季節而遍布各類不同的植物花粉。每一到二月至五月，夏樹的花粉飄散在空氣中，入秋時分還有其他的花粉四處飄浮，這些都是造成我鼻炎的元凶。

起初以爲所出現的喉痛、流鼻水、不停地打噴嚏等是感冒的症狀，對外行人而言當然不疑有他。

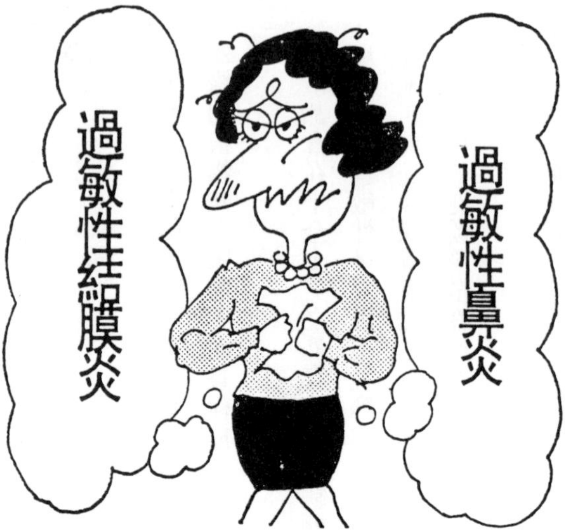

真是人算不如天算，本以爲跟過敏性體無緣，可是經醫師診斷後竟然是過敏鼻炎。

其後，該病症就會隨著季節性變化緩慢的出現。即使在氣候乾冷的冬天，也必須面對這種不適的狀況。

症狀最嚴重的時期是春初飄浮空中的杉樹花粉，除有前面說過似感冒的症狀外，尚有眼睛癢得難耐的症狀。以專有名詞來說就是過敏性結膜炎。

尤其每當出現眼睛發癢、鼻子不通，亂發脾氣而口出「怎麼會搬到這種鬼地方！」的惡言時，已成爲外子每年定期忍氣吞聲的時期。

更可悲的還不只是花粉，連通過人潮的市區也會引發鼻炎症狀。爲了防範症狀發作，除了儘量避免經過人多的地方外，只要外出就必須戴口罩和太陽眼鏡等防護用具。這種奇異的裝束並非吾所願，也不是追隨流行潮。

由於不斷流鼻水的毛病，使我不得不遠離熱鬧地區，甚至爲避免失禮而懶得與人打交道。

患病的頭一年是在自宅附近醫院治療。只要服藥就能改善症狀，藥效一消失症狀便隨即而來。

尤爲嚴重的是，服藥後開始出現鼻子深處疼痛及嗜睡感的副作用徵兆。起初曾爲此原因不明現象心感不安。

後來才發現是吃完藥後就會有這種駭人症狀，於是立即停止服藥。

既然不敢服藥，只好另尋治療方法了。

爲了治療鼻炎，不論健康雜誌、報紙的健康專欄、單行本、電視、友人的建議……。凡是關於鼻炎方面的消息都是我閱讀、尋訪的目標。

中藥是停止服藥後第一項嘗試。持續服用一年仍未見效果。

此外，熬煮生薑再加入紅糖飲用的方法也功敗垂成，其他尚有喝醋、吃鈣粉、飲用黑豆

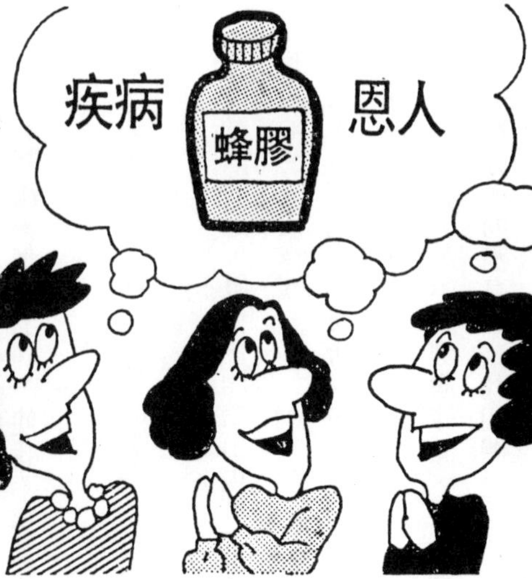

汁及市面販賣的健康食品等都嚐試過，但依舊歸於原位。

俗語說：「有志者事竟成」秉持著這份勇氣與意志，我仍然不斷地尋求治療方法。

直到病情最嚴重的去年，經由朋友介紹服用蜂膠。由於多次的失敗經驗，早已抱定失敗爲家常便飯、不奢求奇蹟等姑且一試的心理準備。

於是，從鼻炎症狀最嚴重的春初，也就是二月開始展開使用蜂膠的治療嚐試。

没想到那年春天受苦多年的鼻炎狀況竟然奇蹟般的消失了，對於這樣的神效。實在令人萬分驚喜。

既然能有這般效果，自然不會讓痛苦再現

於秋天。如法泡製的結果，同樣獲得了春天一樣美好的成果。

自發病以來所遭受的百般折磨與痛苦，終於在蜂膠神奇效果下離我而去，欣喜若狂之餘，不論是遠親，還是近鄰，蜂膠使我脫離多年折磨的經過，成爲我百說不厭的話題。雖然介紹我使用蜂膠的友人謙誠的不需要我的答謝，但是這位朋友和蜂膠已經成爲我終身銘記在心的大恩人。

除了感激讓我再度輕鬆自在的生活外，凡是遇到周遭爲過敏性鼻炎所苦的街坊朋友，必定極力推薦使用蜂膠。

最後，借用文章誠摯的感謝蜂膠的介紹人和蜂膠，感謝二位讓我終於和過敏性鼻炎永別了！

《講評》

有關於蜂膠是如何能夠治癒過敏性疾病的具體作用，實在很難給予明確的解釋。

至於爲什麼現代人經常有像該患者一樣對花粉過敏的現象，或許複雜社會環境是主要因素之一吧！

其實，西藥治療過敏性疾病效果並不差，只是容易發生嗜睡的副作用，對上班族的患者是十分不利的，但是蜂膠因此占了治療上的優勢。

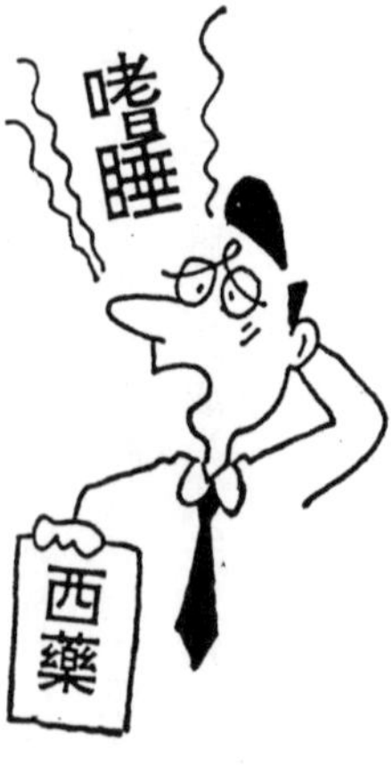

由於蜂膠的出現，解除了七年前因重病接受手術後產生的蕁麻疹、腎臟病等後遺症的折磨。並從此不必戴老花眼鏡。

福岡縣
木下十四子
（家庭主婦、58歲）

七年前，腹部突然發生不定位的劇痛，且於二十分鐘膨脹得宛如即將臨月孕婦般。

於是由救護車速送醫院，經過診斷是「直腸有腫瘍，必須動手術」，因此，住進醫院。

手術雖然順利完成，但醫生卻告訴外子「腫瘍之外尚有四個地方有大腸粘合的情況」。

光是這個因素，家人就被告知我只有一年的存活希望。所以，我兒子希望能在有生之年爲他主持婚禮，於是在我出院後二個月便閃電式的完成他的終身大事。

但經過一年的時光，我依然平安無事。眼看著歲月流逝，我仍然未蒙主寵召，如今已是第七個年頭。我並不奢望兒子要我「長命百歲」的祝福。

雖然命是揀回來了，但卻苦於手術後造成各種層出不窮的後遺症。

首先登場的是腎臟病，然後膽囊炎、脫肛、蕁麻疹等病症則接踵而來。

其中，蕁麻疹是令我最不適，歷時也最長的煩惱。去年初春竟然已惡化到足部長滿小疙

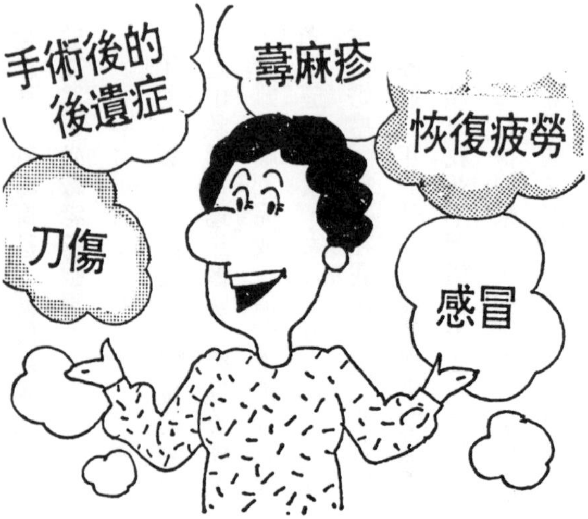

瘩、然後遍及全身，甚至連頭上也長出小疙瘩，並已化膿，簡直像被蜂群攻擊過一般的體無完膚。

發癢的狀況不亞於疼痛的嚴重狀態。一旦開始發癢，就是全身性的，真是苦不堪言，以致難於成眠。

每當痛癢齊發時，都會一併服用醫師開的藥劑和一日九粒的蜂膠膠囊。三天後蕁麻疹奇蹟似的停止了，蜂膠果真提高原藥物的效果。

開始服用蜂膠故事應從三年前參加「減肥教室」說起。

手術後我節體重增加了十六公斤。

當然並不是為減輕體重才服用蜂膠的。而是在減肥教室的書架上翻閱有關像我一樣飽受手術後後遺症煩惱，最適合使用健康食品報導的小册子上發現的。

從那時開始，每天起床後立即服用六粒。現在的服用量是三粒。服用蜂膠開始自今整整十年的時間，的確發現小册子對蜂膠所記載的各種功效。

蜂膠不但可以迅速恢復疲勞，而且感冒時和感冒藥同時吞服，具有提早痊癒的作用。

脱肛的情形只需每天在患部塗抹一次蜂膠軟膏，一星期左右不適感即盡失。

蜂膠對刀傷也有效果。此時不用蜂膠軟膏，而是利用蜂膠膠囊內的粉末與面速力達母軟膏共同擦於患部。如此就能十分快速的使傷口癒合。因爲蜂膠是種「天然抗生素」的事實是衆所皆知的。

暫時停止列舉有關蜂膠有益健康的例證，改談蜂膠對飲酒的助益。

一年前開始，外子經常到住家附近的卡拉〇K廣場飲酒唱歌，每當喝威士忌加水之前必定先吃一粒蜂膠。此後就不會有酒醉難過而宿醉的情形。

所以，他認爲是蜂膠的關係才不會有宿醉之苦。

而且，同在一家卡拉〇K同樂的衆友之中，只有我和外子不需像他們一樣必須戴上老花眼鏡才能看到歌詞。似乎有反老人常態的樣子。

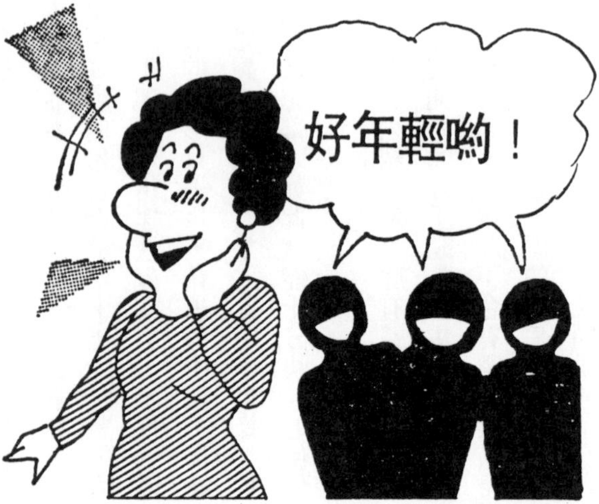

不僅不需老花眼鏡的協助異於常人，我和外子尚有「返老還童」的年輕感覺。親朋好友都對我們夫妻不戴老花眼鏡和氣色越來越紅潤的狀態萬分好奇。

每當被詢問「秘訣！」時，總會毫不猶豫的回答：「蜂膠！」老實說，相信吾所言的不到半數。可是我對那些不相信的人感到惋惜，因爲相信所言並開始服用蜂膠者之中，已經因蜂膠之賜而走出過敏性鼻炎或齒槽膿漏折磨的陰影。

我們家除了人服用蜂膠，連愛犬也不例外，這隻馬爾吉斯犬已有十九歲，相當於人類的一百歲高齡，因行動遲緩方便不易，所以已經包了四年的尿片。

半年前，連獸醫都因牠過於老邁而有意放棄，我們因與其相處甚久，感情深厚，所以用蜂膠和葡萄糖讓牠服用，如今牠仍然存在於我們眼前。

現在，蜂膠成爲我們夫妻唯一的健康保健方法。

《講　評》

本例中提供了三項蜂膠極爲重要的作用。

第一是關於惡性腫瘍的問題。

惡性腫瘍對醫學界中而言算是棘手的問題，因爲現代醫學也很難光以藥物控制癌的演進，在治療方面，雖然即早接受專門醫師的診治是上策，但以目前實驗階段來說，所能得到是關於可以阻止因化學反應造成細胞癌化的酵素進行之報告。而這樣的報告正是治療癌症所依賴的曙光。

至於蜂膠的作用，根據化學專家的研究認爲蜂膠所產生的干擾素具有抑制濾過性病毒繁殖的作用，這種就是它的抗炎症作用。

目前，對於抑制炎症進行效果最顯著的是前列腺素（prostaglandin）代謝系藥物。

其次是關於數度出現過敏問題，根據研究報告指出，血液中有種肥胖細胞，當它直接與製造過敏抗體細胞作用，造成抗原抗體開始反應（過敏反應），就會留住發生出過敏症物質的作用。據了解，由這種肥胖細胞製造出的物質是以產生氣喘發作的組織胺之類和過敏有關的疾病較有名。

第三是關於蜂膠具有強化細胞膜，及促進維持身體結合組織之重要成分的骨有機質之合成，所以可能是形成止血和癒合潰瘍的原因。

最後關於飲酒問題，事實上，這與蜂膠作用是毫無關係的。

對現代人而言，利用藥物維護健康幾乎成爲盲目追從的目標，其實是一種相當錯誤的保健觀念，正如俗語所說：「藥補不如食補」，正常規律的飲食習慣才是經濟又營養的保健之道。

生完第二胎之後，因為被突發的圓形脱毛症所苦惱，以致根本無法全心全意照顧幼兒。幸好蜂膠即時出現，並於五年後長出令人欣喜若狂猶如胎毛般的毛髮！

千葉縣
濱田理惠
（家庭主婦、37歲）

五年前，是我三十二歲時，也正是生完第二胎的一個月，突然發生圓形脱毛症的現象。由於秀髮宛如女人的性命，不怕見笑，真的爲此煩惱弄得我根本無法全心全意的照顧幼兒。

相信只要是女性就能體會那心情，試想，某一天照鏡時，突然發覺頭頂出現一片直徑五公分沒有頭髮的頭皮，如果是發生在思春期少女身上的話，想必會因此傷心的死去活來。

見狀之後，立即委託外子買頂假髮以便遮住脱髮的部位，否則讓我以何顏面外出呢？

當天，我也十萬火急的去電給自宅附近爲我接生的婦產科醫師告知此事。

對方首先問我產後的身體狀況，我也據實回答，各方面都很好，食慾尤佳可謂毫無一絲不良狀況。

接著又問：「有什麼原因使妳產後發福，比如像爲照顧寶寶精神不濟而經常睡眠不足之

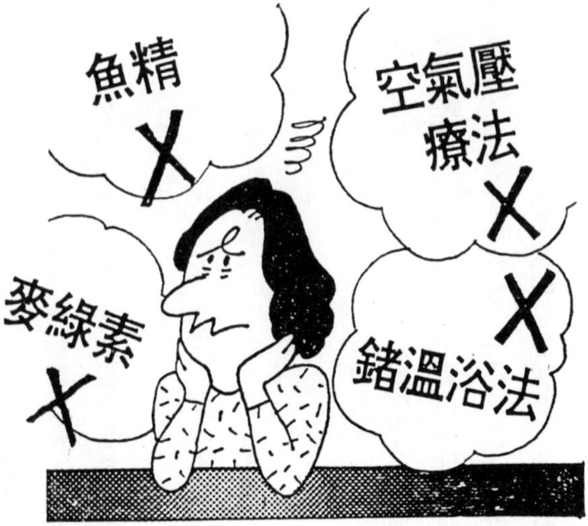

類……」

我的答覆是，只有第一胎有這種狀況，不過這一胎倒未有這般情形。

結果醫生建議到專科醫院接受診斷較妥當。於是我就前往千葉縣內的大學醫院求診。

但是，大學醫學的專科醫師也無法明確的指出，造成我罹患圓形脫毛症的原因。

因此，在大學醫院接受許多治療方法。因爲治療過程繁多難於說明，所以省略該部分，經過兩年來回的門診治療，仍未見任何起色。

雖然沒有轉機，但仍不放棄治療的機會。有一次，透過在大學醫院治病的患者介紹前往一家他所熟識的健康沙龍進行嚐試治療。因爲是好朋友，所以接受建議前往一試。

該健康沙龍是採用空氣壓療法和鍺溫浴法，目的在順暢血液循環以達促進毛髮生長的治療法。

同時還需服用麥綠素和魚精。

可惜的是，這些對我都未能發揮效用，可能是個人差異，確實有因圓形脱毛症經治療而恢復的例子。因爲也親眼看到重獲頭髮者的實例，所以並未立刻放棄治療意願。

並且，從那位治療圓形脱毛症患者處得知，除了接受這些治療外，還服用名爲蜂膠的健康食品。他並很直接的告訴我：「蜂膠究竟給予怎樣的效果我並不十分清楚，不過確實是對人體有益的健康食品。願意試試看嗎？」

既然爲治療該病症已經做過不少嚐試，多此一舉又何妨，自然不會輕易放棄任何可能治療希望的機會。

於是，我馬上委託沙龍的指導老師爲我購買蜂膠。

現在我只持續地在每天早餐後服用一粒蜂膠的治療。

大約三個多月的時間，果然出現顯著的效果。

自專科畢業到結婚生第一胎前，曾在千葉縣內的公營機構服務。因爲擔任的是窗口業

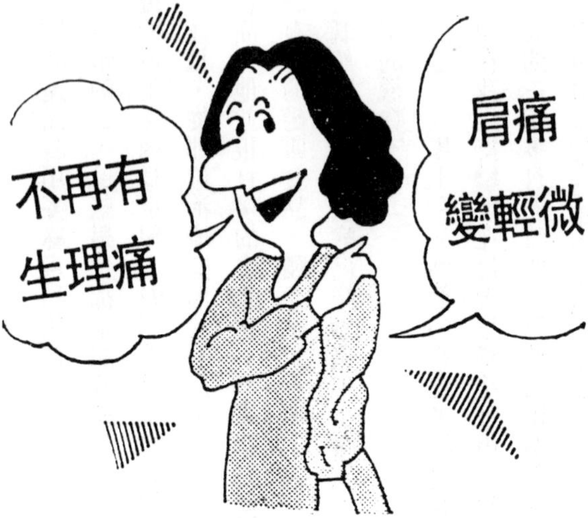

務，所以當時就有嚴重的肩酸痛的現象。

從肩部到頸部及頭的下半部都有慢性疼痛感，情況嚴重時甚至無法轉頭的地步，也以爲是脖筋斷了才會引起酸痛。每當發生這種情形也會連帶劇烈頭痛的症狀。

這種狀況在十年前首次產後尤爲嚴重。後來在服用蜂膠之後，症狀逐漸緩和，不知不覺地幾乎忘了肩酸痛存在，最後便完全消失了。

不但肩酸痛消失，以往容易疲倦的感覺，以及生理痛也一舉見效。

對我而言，能有這樣的效果已經十分意外了，當然也無時無刻的期盼著治癒圓形脫毛症的奇蹟出現，而且已經將所有希望寄託在蜂膠了。

半年之後，原本脱落露出頭皮的部分已經開始長出細微的毛髮。當我發現這片猶如胎毛的頭髮時，不禁熱淚盈眶。五年，多麼漫長的歲月！

我想不只是圓形脱毛症，有禿頭煩惱的男士不妨試試蜂膠，或許也能有意想不到的收穫呢！

《講評》

事實上，每位罹患各種不同疾病的患者都跟圓型脱毛症的原因一樣，全都是壓力所造成，至於爲什麼壓力會造成脱髮是很難回答的問題。

自古以來已針對治療脱髮研發出許多藥品，但都不能達到可以百分之百見效的程度。

但是，如果能針對蜂膠所具抗壓力的作用，切實運用在臨床實驗的話，或許能夠爲抑制發生脱髮情況找到新的秘方。

蜂膠的庇佑下，不但解除「女性宿命」更年期障礙出現的焦躁、頭痛、倦怠等症狀，而且使我彷彿年輕了十歲。

大阪府
柿本和代
（美容師、50歲）

我是名五十歲的美容師。自外子於五年前過世後，就由自己和另十位年輕小姐共同經營規模甚小的美容院。

大約是在先夫亡故不久的同時，我的健康狀況開始起變化之際，聽說蜂膠之名。受到先夫離世的影響，一、二年間始終無法振奮精神，也可能與步入更年期有關吧！

原本對自己的健康是十分自信的，因爲從小就未曾生過什麼嚴重的疾病。最多三、四年感冒一次而已。

但是一進入更年期，女性身體結構便會出現意想不到的異常狀況，就以健壯如牛的我而言，也不可能改變「女性宿命」的階段。容易感到壓力、焦躁不安、沈重的倦怠感、經常性的鬱悶、精神散漫不想做事等，都是更年期最常發生的症狀。

而頭痛是最難受的症狀。尤其在面對顧客時，不管多麼嚴重的頭痛，既不能暫停工作，

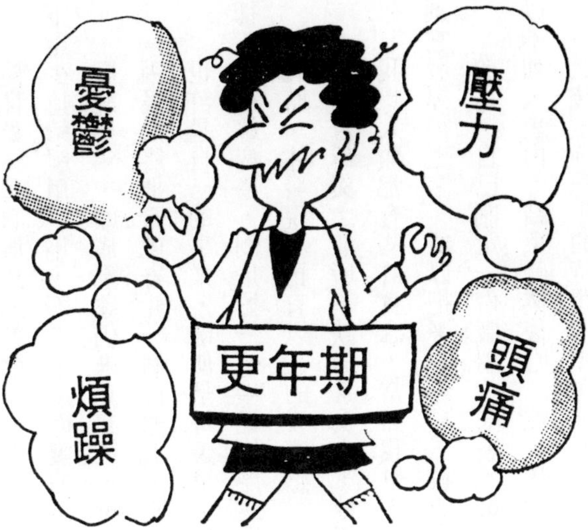

又還得强顏歡笑，這種苦中作樂的感覺是外人難以體會的，但這就是我的工作。

由於習慣性的服用頭痛藥，所以藥物已經無法發揮應有的效果了。

即使赴醫院檢查，也是無功而返的結果。

那時，由一位常來光顧的客人介紹，才知道蜂膠的事（以A女士代表那位常客）。

這位A女士長我三歲，可謂是更年期障礙的前輩。她跟我一樣，全天候的爲嚴重的頭痛煩惱不已。

自從服用蜂膠之後，無戲言的，竟然完全治癒了。

乍聽之下，我並不認爲對方有誇大其詞之嫌，反而深信不疑的已經燃起期盼的火苗。

當時有點像中邪般開始用蜂膠。不過事後回憶反倒認爲那時略帶衝動的決定並沒有錯。剛開始，每日服用三粒膠囊。二、三個月內並未見任何改善。但未因此而放棄，反而立下至少持續服用一年，不得半途而廢的決心。

歷經半年，頭痛現象仍未見起色，再持續服用之後，果然如預期的治癒頭痛的毛病。因爲始終把希望寄託一個目標上，所以只注意到頭不再痛的效果上。

也許是自己的事業，即使是每天早上九點半工作到晚上八點半，而且是站著靠雙手作，卻不覺一絲疲倦，倒是另一位年輕伙伴疲累的連聲要求打烊。

此時，才發現不再有以往的疲倦感。

於是告訴與之無所不談的A女士，她正經的說：「這就是蜂膠的庇佑呀！」

我想人類都有些許貪念，當然我也不例外，既見蜂膠治癒一個疾患的效果，自然想要再讓它發揮得更多，所以把平時每日三粒的服用量加倍至每日六粒的分量。

於是，自己制定一份服用時間表。每天早餐後服用二粒，白天受制於休息時間不定，所以不列入表內。結束營業後吃二粒，睡前再吃二粒。

之後至今一年的時間，頭痛確實的不再出現，我也無需强顏歡笑爲客人服務了。

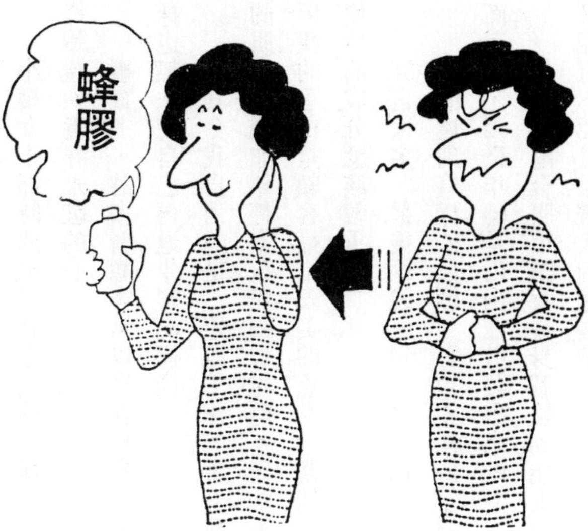

能有這種美好的結果是我由衷的喜悅。而且萬分感謝蜂膠之賜，與介紹我服用蜂膠的A女士。

除上述證例之外，尚需感激蜂膠另一個恩賜。

最近從許多客人口中得到「老闆娘怎麼越來越年輕」的讚美。

其中不乏以爲我又找到第二春的人，當然是不可能的事。我想大概還是蜂膠的功勞吧！

記得以前曾經希望年至中年時，能夠像明星加山雄三先生已故的母親小櫻葉子女士般貌美。

小櫻女士即使年過半百依舊年輕貌美，宛如二十歲的年輕小姐。光艷的肌膚、未走樣的曲線、飽滿的神采依然保有往昔性感美人頭銜的架勢。

小櫻女士那時的風采就是我的憧憬。雖然不能擁有小櫻女士的美女頭銜，但我卻能藉助蜂膠達到青春永駐的心願。

事實上，許多新顧客常以爲我只有「三十七、八歲」的年齡。因此，能確認即使濃妝艷抹也無法使自已再返年輕的模樣。

尤其令我自信的是，這雙工作的手。我們常說手是最能反映女人年紀的部位。而我雙手的肌膚卻猶如年輕女孩般細緻光艷。通常美容師常因使用的燙髮液、洗髮精而使手部粗糙，但我的手卻是顧客最常讚美的焦點。當然，每天擦乳液、注意保養是秘訣之一，不過，蜂膠使然的成分應該較重。

冗言太多，最後再說一句，希望每位女性在臨死之前都應保持妙齡少女的姿態。

爲能達到這樣的目標，必須先保持年輕的心情。如果非職業婦女，應培養一項興趣等方面著手，因爲年輕是由內在散發出來的。

如果再配合服用讓我親身體驗到能重返年輕效果的蜂膠，就能像我一樣，既擁有年輕，又能有不亞於年輕人的飽滿精力。

《講　評》

女性愛美的天性是自古便無法磨滅的願望。近年來，層出不窮的美容方法豈不都爲完成女性愛美心願而創造的。

我對蜂膠能有如此大的傑出效果並不太認同。只認爲規律的生活習慣，注意飲食攝取內容、適度的運動，再加上蜂膠的補充應是推進現階段保健之道的方針。

從自然中尋求醫療的曙光

從以上各體驗實例所做的講評中，不難發現蜂膠未必是能夠治療百病的萬靈丹。唯有正確的生活指標和節制的飲食習慣，才是保有健康的絶對條件。

然而，現今衆人多濫用藥物惡習是成危害健康的最大問題所在。

其實，不只是藥物應在需要時使用相應的藥劑，和控制濫用的惡習，就連服用蜂膠也應記取相同的使用原則，才是謀求健康的重要理念。

事實上，自然界中尚有許多可以解開醫療瓶頸的秘密，不妨從這些病例的體驗模式設法鑿出解決問題的曙光（附註：根據體驗者的要求作者姓名均爲虛構）。

大展出版社有限公司
品冠文化出版社

地址：台北市北投區（石牌）致遠一路二段 12 巷 1 號
電話：(02)28236031 28236033
郵撥：0166955～1
傳真：(02)28272069

圖書目錄

・法律專欄連載・電腦編號 58

台大法學院 法律學系／策劃
法律服務社／編著

1.	別讓您的權利睡著了 1	200 元
2.	別讓您的權利睡著了 2	200 元

・武術特輯・電腦編號 10

1.	陳式太極拳入門	馮志強編著	180 元
2.	武式太極拳	郝少如編著	200 元
3.	練功十八法入門	蕭京凌編著	120 元
4.	教門長拳	蕭京凌編著	150 元
5.	跆拳道	蕭京凌編譯	180 元
6.	正傳合氣道	程曉鈴譯	200 元
7.	圖解雙節棍	陳銘遠著	150 元
8.	格鬥空手道	鄭旭旭編著	200 元
9.	實用跆拳道	陳國榮編著	200 元
10.	武術初學指南	李文英、解守德編著	250 元
11.	泰國拳	陳國榮著	180 元
12.	中國式摔跤	黃　斌編著	180 元
13.	太極劍入門	李德印編著	180 元
14.	太極拳運動	運動司編	250 元
15.	太極拳譜	清・王宗岳等著	280 元
16.	散手初學	冷　峰編著	200 元
17.	南拳	朱瑞琪編著	180 元
18.	吳式太極劍	王培生著	200 元
19.	太極拳健身和技擊	王培生著	250 元
20.	秘傳武當八卦掌	狄兆龍著	250 元
21.	太極拳論譚	沈　壽著	250 元
22.	陳式太極拳技擊法	馬　虹著	250 元
23.	二十四式／三十二式 太極拳／劍	闞桂香著	180 元
24.	楊式秘傳 129 式太極長拳	張楚全著	280 元
25.	楊式太極拳架詳解	林炳堯著	280 元

26. 華佗五禽劍 劉時榮著 180 元
27. 太極拳基礎講座:基本功與簡化 24 式 李德印著 250 元
28. 武式太極拳精華 薛乃印著 200 元
29. 陳式太極拳拳理闡微 馬 虹著 350 元
30. 陳式太極拳體用全書 馬 虹著 400 元
31. 張三豐太極拳 陳占奎著 200 元
32. 中國太極推手 張 山主編 300 元
33. 48 式太極拳入門 門惠豐編著 220 元

・原地太極拳系列・電腦編號 11

1. 原地綜合太極拳 24 式 胡啓賢創編 220 元
2. 原地活步太極拳 42 式 胡啓賢創編 200 元
3. 原地簡化太極拳 24 式 胡啓賢創編 200 元
4. 原地太極拳 12 式 胡啓賢創編 200 元

・道 學 文 化・電腦編號 12

1. 道在養生：道教長壽術 郝 勤等著 250 元
2. 龍虎丹道：道教內丹術 郝 勤著 300 元
3. 天上人間：道教神仙譜系 黃德海著 250 元
4. 步罡踏斗：道教祭禮儀典 張澤洪著 250 元
5. 道醫窺秘：道教醫學康復術 王慶餘等著 250 元
6. 勸善成仙：道教生命倫理 李 剛著 250 元
7. 洞天福地：道教宮觀勝境 沙銘壽著 250 元
8. 青詞碧簫：道教文學藝術 楊光文等著 250 元
9. 沈博絕麗：道教格言精粹 朱耕發等著 250 元

・秘傳占卜系列・電腦編號 14

1. 手相術 淺野八郎著 180 元
2. 人相術 淺野八郎著 180 元
3. 西洋占星術 淺野八郎著 180 元
4. 中國神奇占卜 淺野八郎著 150 元
5. 夢判斷 淺野八郎著 150 元
6. 前世、來世占卜 淺野八郎著 150 元
7. 法國式血型學 淺野八郎著 150 元
8. 靈感、符咒學 淺野八郎著 150 元
9. 紙牌占卜學 淺野八郎著 150 元
10. ESP 超能力占卜 淺野八郎著 150 元
11. 猶太數的秘術 淺野八郎著 150 元
12. 新心理測驗 淺野八郎著 160 元
13. 塔羅牌預言秘法 淺野八郎著 200 元

・趣味心理講座・電腦編號 15

1. 性格測驗	探索男與女	淺野八郎著	140 元
2. 性格測驗	透視人心奧秘	淺野八郎著	140 元
3. 性格測驗	發現陌生的自己	淺野八郎著	140 元
4. 性格測驗	發現你的真面目	淺野八郎著	140 元
5. 性格測驗	讓你們吃驚	淺野八郎著	140 元
6. 性格測驗	洞穿心理盲點	淺野八郎著	140 元
7. 性格測驗	探索對方心理	淺野八郎著	140 元
8. 性格測驗	由吃認識自己	淺野八郎著	160 元
9. 性格測驗	戀愛知多少	淺野八郎著	160 元
10. 性格測驗	由裝扮瞭解人心	淺野八郎著	160 元
11. 性格測驗	敲開內心玄機	淺野八郎著	140 元
12. 性格測驗	透視你的未來	淺野八郎著	160 元
13. 血型與你的一生		淺野八郎著	160 元
14. 趣味推理遊戲		淺野八郎著	160 元
15. 行爲語言解析		淺野八郎著	160 元

・婦 幼 天 地・電腦編號 16

1. 八萬人減肥成果	黃靜香譯	180 元
2. 三分鐘減肥體操	楊鴻儒譯	150 元
3. 窈窕淑女美髮秘訣	柯素娥譯	130 元
4. 使妳更迷人	成 玉譯	130 元
5. 女性的更年期	官舒妍編譯	160 元
6. 胎內育兒法	李玉瓊編譯	150 元
7. 早產兒袋鼠式護理	唐岱蘭譯	200 元
8. 初次懷孕與生產	婦幼天地編譯組	180 元
9. 初次育兒 12 個月	婦幼天地編譯組	180 元
10. 斷乳食與幼兒食	婦幼天地編譯組	180 元
11. 培養幼兒能力與性向	婦幼天地編譯組	180 元
12. 培養幼兒創造力的玩具與遊戲	婦幼天地編譯組	180 元
13. 幼兒的症狀與疾病	婦幼天地編譯組	180 元
14. 腿部苗條健美法	婦幼天地編譯組	180 元
15. 女性腰痛別忽視	婦幼天地編譯組	150 元
16. 舒展身心體操術	李玉瓊編譯	130 元
17. 三分鐘臉部體操	趙薇妮著	160 元
18. 生動的笑容表情術	趙薇妮著	160 元
19. 心曠神怡減肥法	川津祐介著	130 元
20. 內衣使妳更美麗	陳玄茹譯	130 元
21. 瑜伽美姿美容	黃靜香編著	180 元
22. 高雅女性裝扮學	陳珮玲譯	180 元
23. 蠶糞肌膚美顏法	梨秀子著	160 元

24. 認識妳的身體	李玉瓊譯	160 元
25. 產後恢復苗條體態	居理安・芙萊喬著	200 元
26. 正確護髮美容法	山崎伊久江著	180 元
27. 安琪拉美姿養生學	安琪拉蘭斯博瑞著	180 元
28. 女體性醫學剖析	增田豐著	220 元
29. 懷孕與生產剖析	岡部綾子著	180 元
30. 斷奶後的健康育兒	東城百合子著	220 元
31. 引出孩子幹勁的責罵藝術	多湖輝著	170 元
32. 培養孩子獨立的藝術	多湖輝著	170 元
33. 子宮肌瘤與卵巢囊腫	陳秀琳編著	180 元
34. 下半身減肥法	納他夏・史達賓著	180 元
35. 女性自然美容法	吳雅菁編著	180 元
36. 再也不發胖	池園悅太郎著	170 元
37. 生男生女控制術	中垣勝裕著	220 元
38. 使妳的肌膚更亮麗	楊　皓編著	170 元
39. 臉部輪廓變美	芝崎義夫著	180 元
40. 斑點、皺紋自己治療	高須克彌著	180 元
41. 面皰自己治療	伊藤雄康著	180 元
42. 隨心所欲瘦身冥想法	原久子著	180 元
43. 胎兒革命	鈴木丈織著	180 元
44. NS 磁氣平衡法塑造窈窕奇蹟	古屋和江著	180 元
45. 享瘦從腳開始	山田陽子著	180 元
46. 小改變瘦 4 公斤	宮本裕子著	180 元
47. 軟管減肥瘦身	高橋輝男著	180 元
48. 海藻精神秘美容法	劉名揚編著	180 元
49. 肌膚保養與脫毛	鈴木真理著	180 元
50. 10 天減肥 3 公斤	彤雲編輯組	180 元
51. 穿出自己的品味	西村玲子著	280 元
52. 小孩髮型設計	李芳黛譯	250 元

・青 春 天 地・電腦編號 17

1. A 血型與星座	柯素娥編譯	160 元
2. B 血型與星座	柯素娥編譯	160 元
3. O 血型與星座	柯素娥編譯	160 元
4. AB 血型與星座	柯素娥編譯	120 元
5. 青春期性教室	呂貴嵐編譯	130 元
7. 難解數學破題	宋釗宜編譯	130 元
9. 小論文寫作秘訣	林顯茂編譯	120 元
11.中學生野外遊戲	熊谷康編著	120 元
12.恐怖極短篇	柯素娥編譯	130 元
13.恐怖夜話	小毛驢編譯	130 元
14.恐怖幽默短篇	小毛驢編譯	120 元
15.黑色幽默短篇	小毛驢編譯	120 元

16.靈異怪談　小毛驢編譯　130元
17.錯覺遊戲　小毛驢編著　130元
18.整人遊戲　小毛驢編著　150元
19.有趣的超常識　柯素娥編譯　130元
20.哦！原來如此　林慶旺編譯　130元
21.趣味競賽100種　劉名揚編譯　120元
22.數學謎題入門　宋釗宜編譯　150元
23.數學謎題解析　宋釗宜編譯　150元
24.透視男女心理　林慶旺編譯　120元
25.少女情懷的自白　李桂蘭編譯　120元
26.由兄弟姊妹看命運　李玉瓊編譯　130元
27.趣味的科學魔術　林慶旺編譯　150元
28.趣味的心理實驗室　李燕玲編譯　150元
29.愛與性心理測驗　小毛驢編譯　130元
30.刑案推理解謎　小毛驢編譯　180元
31.偵探常識推理　小毛驢編譯　180元
32.偵探常識解謎　小毛驢編譯　130元
33.偵探推理遊戲　小毛驢編譯　180元
34.趣味的超魔術　廖玉山編著　150元
35.趣味的珍奇發明　柯素娥編著　150元
36.登山用具與技巧　陳瑞菊編著　150元
37.性的漫談　蘇燕謀編著　180元
38.無的漫談　蘇燕謀編著　180元
39.黑色漫談　蘇燕謀編著　180元
40.白色漫談　蘇燕謀編著　180元

・健康天地・電腦編號18

1. 壓力的預防與治療　柯素娥編譯　130元
2. 超科學氣的魔力　柯素娥編譯　130元
3. 尿療法治病的神奇　中尾良一著　130元
4. 鐵證如山的尿療法奇蹟　廖玉山譯　120元
5. 一日斷食健康法　葉慈容編譯　150元
6. 胃部強健法　陳炳崑譯　120元
7. 癌症早期檢查法　廖松濤譯　160元
8. 老人痴呆症防止法　柯素娥編譯　130元
9. 松葉汁健康飲料　陳麗芬編譯　130元
10. 揉肚臍健康法　永井秋夫著　150元
11. 過勞死、猝死的預防　卓秀貞編譯　130元
12. 高血壓治療與飲食　藤山順豐著　180元
13. 老人看護指南　柯素娥編譯　150元
14. 美容外科淺談　楊啓宏著　150元
15. 美容外科新境界　楊啓宏著　150元
16. 鹽是天然的醫生　西英司郎著　140元

17. 年輕十歲不是夢	梁瑞麟譯	200 元
18. 茶料理治百病	桑野和民著	180 元
19. 綠茶治病寶典	桑野和民著	150 元
20. 杜仲茶養顏減肥法	西田博著	170 元
21. 蜂膠驚人療效	瀨長良三郎著	180 元
22. 蜂膠治百病	瀨長良三郎著	180 元
23. 醫藥與生活	鄭炳全著	180 元
24. 鈣長生寶典	落合敏著	180 元
25. 大蒜長生寶典	木下繁太郎著	160 元
26. 居家自我健康檢查	石川恭三著	160 元
27. 永恆的健康人生	李秀鈴譯	200 元
28. 大豆卵磷脂長生寶典	劉雪卿譯	150 元
29. 芳香療法	梁艾琳譯	160 元
30. 醋長生寶典	柯素娥譯	180 元
31. 從星座透視健康	席拉・吉蒂斯著	180 元
32. 愉悅自在保健學	野本二士夫著	160 元
33. 裸睡健康法	丸山淳士等著	160 元
34. 糖尿病預防與治療	藤田順豐著	180 元
35. 維他命長生寶典	菅原明子著	180 元
36. 維他命 C 新效果	鐘文訓編	150 元
37. 手、腳病理按摩	堤芳朗著	160 元
38. AIDS 瞭解與預防	彼得塔歇爾著	180 元
39. 甲殼質殼聚糖健康法	沈永嘉譯	160 元
40. 神經痛預防與治療	木下真男著	160 元
41. 室內身體鍛鍊法	陳炳崑編著	160 元
42. 吃出健康藥膳	劉大器編著	180 元
43. 自我指壓術	蘇燕謀編著	160 元
44. 紅蘿蔔汁斷食療法	李玉瓊編著	150 元
45. 洗心術健康秘法	竺翠萍編譯	170 元
46. 枇杷葉健康療法	柯素娥編譯	180 元
47. 抗衰血癒	楊啓宏著	180 元
48. 與癌搏鬥記	逸見政孝著	180 元
49. 冬蟲夏草長生寶典	高橋義博著	170 元
50. 痔瘡・大腸疾病先端療法	宮島伸宜著	180 元
51. 膠布治癒頑固慢性病	加瀨建造著	180 元
52. 芝麻神奇健康法	小林貞作著	170 元
53. 香煙能防止癡呆？	高田明和著	180 元
54. 穀菜食治癌療法	佐藤成志著	180 元
55. 貼藥健康法	松原英多著	180 元
56. 克服癌症調和道呼吸法	帶津良一著	180 元
57. B 型肝炎預防與治療	野村喜重郎著	180 元
58. 青春永駐養生導引術	早島正雄著	180 元
59. 改變呼吸法創造健康	原久子著	180 元
60. 荷爾蒙平衡養生秘訣	出村博著	180 元

61. 水美肌健康法 井戶勝富著 170 元
62. 認識食物掌握健康 廖梅珠編著 170 元
63. 痛風劇痛消除法 鈴木吉彥著 180 元
64. 酸莖菌驚人療效 上田明彥著 180 元
65. 大豆卵磷脂治現代病 神津健一著 200 元
66. 時辰療法—危險時刻凌晨 4 時 呂建強等著 180 元
67. 自然治癒力提升法 帶津良一著 180 元
68. 巧妙的氣保健法 藤平墨子著 180 元
69. 治癒 C 型肝炎 熊田博光著 180 元
70. 肝臟病預防與治療 劉名揚編著 180 元
71. 腰痛平衡療法 荒井政信著 180 元
72. 根治多汗症、狐臭 稻葉益巳著 220 元
73. 40 歲以後的骨質疏鬆症 沈永嘉譯 180 元
74. 認識中藥 松下一成著 180 元
75. 認識氣的科學 佐佐木茂美著 180 元
76. 我戰勝了癌症 安田伸著 180 元
77. 斑點是身心的危險信號 中野進著 180 元
78. 艾波拉病毒大震撼 玉川重德著 180 元
79. 重新還我黑髮 桑名隆一郎著 180 元
80. 身體節律與健康 林博史著 180 元
81. 生薑治萬病 石原結實著 180 元
82. 靈芝治百病 陳瑞東著 180 元
83. 木炭驚人的威力 大槻彰著 200 元
84. 認識活性氧 井土貴司著 180 元
85. 深海鮫治百病 廖玉山編著 180 元
86. 神奇的蜂王乳 井上丹治著 180 元
87. 卡拉 OK 健腦法 東潔著 180 元
88. 卡拉 OK 健康法 福田伴男著 180 元
89. 醫藥與生活 鄭炳全著 200 元
90. 洋蔥治百病 宮尾興平著 180 元
91. 年輕 10 歲快步健康法 石塚忠雄著 180 元
92. 石榴的驚人神效 岡本順子著 180 元
93. 飲料健康法 白鳥早奈英著 180 元
94. 健康棒體操 劉名揚編譯 180 元
95. 催眠健康法 蕭京凌編著 180 元
96. 鬱金（美王）治百病 水野修一著 180 元
97. 醫藥與生活 鄭炳全著 200 元

·實用女性學講座·電腦編號 19

1. 解讀女性內心世界 島田一男著 150 元
2. 塑造成熟的女性 島田一男著 150 元
3. 女性整體裝扮學 黃靜香編著 180 元
4. 女性應對禮儀 黃靜香編著 180 元

5.	女性婚前必修	小野十傳著	200 元
6.	徹底瞭解女人	田口二州著	180 元
7.	拆穿女性謊言 88 招	島田一男著	200 元
8.	解讀女人心	島田一男著	200 元
9.	俘獲女性絕招	志賀貢著	200 元
10.	愛情的壓力解套	中村理英子著	200 元
11.	妳是人見人愛的女孩	廖松濤編著	200 元

・校園系列・電腦編號 20

1.	讀書集中術	多湖輝著	180 元
2.	應考的訣竅	多湖輝著	150 元
3.	輕鬆讀書贏得聯考	多湖輝著	150 元
4.	讀書記憶秘訣	多湖輝著	180 元
5.	視力恢復！超速讀術	江錦雲譯	180 元
6.	讀書 36 計	黃柏松編著	180 元
7.	驚人的速讀術	鐘文訓編著	170 元
8.	學生課業輔導良方	多湖輝著	180 元
9.	超速讀超記憶法	廖松濤編著	180 元
10.	速算解題技巧	宋釗宜編著	200 元
11.	看圖學英文	陳炳崑編著	200 元
12.	讓孩子最喜歡數學	沈永嘉譯	180 元
13.	催眠記憶術	林碧清譯	180 元
14.	催眠速讀術	林碧清譯	180 元
15.	數學式思考學習法	劉淑錦譯	200 元
16.	考試憑要領	劉孝暉著	180 元
17.	事半功倍讀書法	王毅希著	200 元
18.	超金榜題名術	陳蒼杰譯	200 元
19.	靈活記憶術	林耀慶編著	180 元

・實用心理學講座・電腦編號 21

1.	拆穿欺騙伎倆	多湖輝著	140 元
2.	創造好構想	多湖輝著	140 元
3.	面對面心理術	多湖輝著	160 元
4.	僞裝心理術	多湖輝著	140 元
5.	透視人性弱點	多湖輝著	140 元
6.	自我表現術	多湖輝著	180 元
7.	不可思議的人性心理	多湖輝著	180 元
8.	催眠術入門	多湖輝著	150 元
9.	責罵部屬的藝術	多湖輝著	150 元
10.	精神力	多湖輝著	150 元
11.	厚黑說服術	多湖輝著	150 元

12. 集中力	多湖輝著	150 元
13. 構想力	多湖輝著	150 元
14. 深層心理術	多湖輝著	160 元
15. 深層語言術	多湖輝著	160 元
16. 深層說服術	多湖輝著	180 元
17. 掌握潛在心理	多湖輝著	160 元
18. 洞悉心理陷阱	多湖輝著	180 元
19. 解讀金錢心理	多湖輝著	180 元
20. 拆穿語言圈套	多湖輝著	180 元
21. 語言的內心玄機	多湖輝著	180 元
22. 積極力	多湖輝著	180 元

・超現實心理講座・電腦編號 22

1. 超意識覺醒法	詹蔚芬編譯	130 元
2. 護摩秘法與人生	劉名揚編譯	130 元
3. 秘法！超級仙術入門	陸明譯	150 元
4. 給地球人的訊息	柯素娥編著	150 元
5. 密教的神通力	劉名揚編著	130 元
6. 神秘奇妙的世界	平川陽一著	200 元
7. 地球文明的超革命	吳秋嬌譯	200 元
8. 力量石的秘密	吳秋嬌譯	180 元
9. 超能力的靈異世界	馬小莉譯	200 元
10. 逃離地球毀滅的命運	吳秋嬌譯	200 元
11. 宇宙與地球終結之謎	南山宏著	200 元
12. 驚世奇功揭秘	傅起鳳著	200 元
13. 啓發身心潛力心象訓練法	栗田昌裕著	180 元
14. 仙道術遁甲法	高藤聰一郎著	220 元
15. 神通力的秘密	中岡俊哉著	180 元
16. 仙人成仙術	高藤聰一郎著	200 元
17. 仙道符咒氣功法	高藤聰一郎著	220 元
18. 仙道風水術尋龍法	高藤聰一郎著	200 元
19. 仙道奇蹟超幻像	高藤聰一郎著	200 元
20. 仙道鍊金術房中法	高藤聰一郎著	200 元
21. 奇蹟超醫療治癒難病	深野一幸著	220 元
22. 揭開月球的神秘力量	超科學研究會	180 元
23. 西藏密教奧義	高藤聰一郎著	250 元
24. 改變你的夢術入門	高藤聰一郎著	250 元
25. 21 世紀拯救地球超技術	深野一幸著	250 元

・養 生 保 健・電腦編號 23

1. 醫療養生氣功	黃孝寬著	250 元

2.	中國氣功圖譜	余功保著	250 元
3.	少林醫療氣功精粹	井玉蘭著	250 元
4.	龍形實用氣功	吳大才等著	220 元
5.	魚戲增視強身氣功	宮　嬰著	220 元
6.	嚴新氣功	前新培金著	250 元
7.	道家玄牝氣功	張　章著	200 元
8.	仙家秘傳袪病功	李遠國著	160 元
9.	少林十大健身功	秦慶豐著	180 元
10.	中國自控氣功	張明武著	250 元
11.	醫療防癌氣功	黃孝寬著	250 元
12.	醫療強身氣功	黃孝寬著	250 元
13.	醫療點穴氣功	黃孝寬著	250 元
14.	中國八卦如意功	趙維漢著	180 元
15.	正宗馬禮堂養氣功	馬禮堂著	420 元
16.	秘傳道家筋經內丹功	王慶餘著	280 元
17.	三元開慧功	辛桂林著	250 元
18.	防癌治癌新氣功	郭　林著	180 元
19.	禪定與佛家氣功修煉	劉天君著	200 元
20.	顛倒之術	梅自強著	360 元
21.	簡明氣功辭典	吳家駿編	360 元
22.	八卦三合功	張全亮著	230 元
23.	朱砂掌健身養生功	楊永著	250 元
24.	抗老功	陳九鶴著	230 元
25.	意氣按穴排濁自療法	黃啓運編著	250 元
26.	陳式太極拳養生功	陳正雷著	200 元
27.	健身祛病小功法	王培生著	200 元
28.	張式太極混元功	張春銘著	250 元
29.	中國璇密功	羅琴編著	250 元
30.	中國少林禪密功	齊飛龍著	200 元
31.	郭林新氣功	郭林新氣功研究所	400 元

・社會人智囊・電腦編號 24

1.	糾紛談判術	清水增三著	160 元
2.	創造關鍵術	淺野八郎著	150 元
3.	觀人術	淺野八郎著	200 元
4.	應急詭辯術	廖英迪編著	160 元
5.	天才家學習術	木原武一著	160 元
6.	貓型狗式鑑人術	淺野八郎著	180 元
7.	逆轉運掌握術	淺野八郎著	180 元
8.	人際圓融術	澀谷昌三著	160 元
9.	解讀人心術	淺野八郎著	180 元
10.	與上司水乳交融術	秋元隆司著	180 元
11.	男女心態定律	小田晉著	180 元

12. 幽默說話術	林振輝編著	200 元
13. 人能信賴幾分	淺野八郎著	180 元
14. 我一定能成功	李玉瓊譯	180 元
15. 獻給青年的嘉言	陳蒼杰譯	180 元
16. 知人、知面、知其心	林振輝編著	180 元
17. 塑造堅強的個性	坂上肇著	180 元
18. 為自己而活	佐藤綾子著	180 元
19. 未來十年與愉快生活有約	船井幸雄著	180 元
20. 超級銷售話術	杜秀卿譯	180 元
21. 感性培育術	黃靜香編著	180 元
22. 公司新鮮人的禮儀規範	蔡媛惠譯	180 元
23. 傑出職員鍛鍊術	佐佐木正著	180 元
24. 面談獲勝戰略	李芳黛譯	180 元
25. 金玉良言撼人心	森純大著	180 元
26. 男女幽默趣典	劉華亭編著	180 元
27. 機智說話術	劉華亭編著	180 元
28. 心理諮商室	柯素娥譯	180 元
29. 如何在公司崢嶸頭角	佐佐木正著	180 元
30. 機智應對術	李玉瓊編著	200 元
31. 克服低潮良方	坂野雄二著	180 元
32. 智慧型說話技巧	沈永嘉編著	180 元
33. 記憶力、集中力增進術	廖松濤編著	180 元
34. 女職員培育術	林慶旺編著	180 元
35. 自我介紹與社交禮儀	柯素娥編著	180 元
36. 積極生活創幸福	田中真澄著	180 元
37. 妙點子超構想	多湖輝著	180 元
38. 說 NO 的技巧	廖玉山編著	180 元
39. 一流說服力	李玉瓊編著	180 元
40. 般若心經成功哲學	陳鴻蘭編著	180 元
41. 訪問推銷術	黃靜香編著	180 元
42. 男性成功秘訣	陳蒼杰編著	180 元
43. 笑容、人際智商	宮川澄子著	180 元
44. 多湖輝的構想工作室	多湖輝著	200 元
45. 名人名語啟示錄	喬家楓著	180 元
46. 口才必勝術	黃柏松編著	220 元
47. 能言善道的說話術	章智冠編著	180 元
48. 改變人心成為贏家	多湖輝著	200 元
49. 說服的ＩＱ	沈永嘉譯	200 元
50. 提升腦力超速讀術	齊藤英治著	200 元
51. 操控對手百戰百勝	多湖輝著	200 元
52. 面試成功戰略	柯素娥編著	200 元
53. 摸透男人心	劉華亭編著	180 元
54. 撼動人心優勢口才	龔伯牧編著	180 元
55. 如何使對方說 yes	程　羲編著	200 元

56. 小道理・美好人生	林政峰編著	180元
57. 拿破崙智慧箴言	柯素娥編著	200元

・精選系列・電腦編號25

1. 毛澤東與鄧小平	渡邊利夫等著	280元
2. 中國大崩裂	江戶介雄著	180元
3. 台灣・亞洲奇蹟	上村幸治著	220元
4. 7-ELEVEN 高盈收策略	國友隆一著	180元
5. 台灣獨立（新・中國日本戰爭一）	森詠著	200元
6. 迷失中國的末路	江戶雄介著	220元
7. 2000年5月全世界毀滅	紫藤甲子男著	180元
8. 失去鄧小平的中國	小島朋之著	220元
9. 世界史爭議性異人傳	桐生操著	200元
10. 淨化心靈享人生	松濤弘道著	220元
11. 人生心情診斷	賴藤和寬著	220元
12. 中美大決戰	檜山良昭著	220元
13. 黃昏帝國美國	莊雯琳譯	220元
14. 兩岸衝突（新・中國日本戰爭二）	森詠著	220元
15. 封鎖台灣（新・中國日本戰爭三）	森詠著	220元
16. 中國分裂（新・中國日本戰爭四）	森詠著	220元
17. 由女變男的我	虎井正衛著	200元
18. 佛學的安心立命	松濤弘道著	220元
19. 世界喪禮大觀	松濤弘道著	280元
20. 中國內戰（新・中國日本戰爭五）	森詠著	220元
21. 台灣內亂（新・中國日本戰爭六）	森詠著	220元
22. 琉球戰爭①（新・中國日本戰爭七）	森詠著	220元
23. 琉球戰爭②（新・中國日本戰爭八）	森詠著	220元

・運動遊戲・電腦編號26

1. 雙人運動	李玉瓊譯	160元
2. 愉快的跳繩運動	廖玉山譯	180元
3. 運動會項目精選	王佑京譯	150元
4. 肋木運動	廖玉山譯	150元
5. 測力運動	王佑宗譯	150元
6. 游泳入門	唐桂萍編著	200元
7. 帆板衝浪	王勝利譯	300元

・休閒娛樂・電腦編號27

1. 海水魚飼養法	田中智浩著	300元
2. 金魚飼養法	曾雪玫譯	250元

3.	熱門海水魚	毛利匡明著	480 元
4.	愛犬的教養與訓練	池田好雄著	250 元
5.	狗教養與疾病	杉浦哲著	220 元
6.	小動物養育技巧	三上昇著	300 元
7.	水草選擇、培育、消遣	安齊裕司著	300 元
8.	四季釣魚法	釣朋會著	200 元
9.	簡易釣魚入門	張果馨譯	200 元
10.	防波堤釣入門	張果馨譯	220 元
11.	透析愛犬習性	沈永嘉譯	200 元
20.	園藝植物管理	船越亮二著	220 元
21.	實用家庭菜園ＤＩＹ	孔翔儀著	200 元
30.	汽車急救ＤＩＹ	陳瑞雄編著	200 元
31.	巴士旅行遊戲	陳羲編著	180 元
32.	測驗你的ＩＱ	蕭京凌編著	180 元
33.	益智數字遊戲	廖玉山編著	180 元
40.	撲克牌遊戲與贏牌秘訣	林振輝編著	180 元
41.	撲克牌魔術、算命、遊戲	林振輝編著	180 元
42.	撲克占卜入門	王家成編著	180 元
50.	兩性幽默	幽默選集編輯組	180 元
51.	異色幽默	幽默選集編輯組	180 元

・銀髮族智慧學・電腦編號 28

1.	銀髮六十樂逍遙	多湖輝著	170 元
2.	人生六十反年輕	多湖輝著	170 元
3.	六十歲的決斷	多湖輝著	170 元
4.	銀髮族健身指南	孫瑞台編著	250 元
5.	退休後的夫妻健康生活	施聖茹譯	200 元

・飲 食 保 健・電腦編號 29

1.	自己製作健康茶	大海淳著	220 元
2.	好吃、具藥效茶料理	德永睦子著	220 元
3.	改善慢性病健康藥草茶	吳秋嬌譯	200 元
4.	藥酒與健康果菜汁	成玉編著	250 元
5.	家庭保健養生湯	馬汴梁編著	220 元
6.	降低膽固醇的飲食	早川和志著	200 元
7.	女性癌症的飲食	女子營養大學	280 元
8.	痛風者的飲食	女子營養大學	280 元
9.	貧血者的飲食	女子營養大學	280 元
10.	高脂血症者的飲食	女子營養大學	280 元
11.	男性癌症的飲食	女子營養大學	280 元
12.	過敏者的飲食	女子營養大學	280 元

國家圖書館出版品預行編目資料

蜂膠的驚人療效 / 瀨長良三郎著.；楊少明譯
－初版－臺北市：大展 ， 民 84
面 ； 21 公分 －（健康天地；21）
譯自：天然的抗生物質プロポリスの驚異
ISBN 957-557-497-4（平裝）
1. 食物治療 2. 健康法

418.91 84000989

PUROPORISU NO KYOI
By Ryozaburo Senaga

Lllustrations by Ten Graphis
Original Japanese edition published by Lyon Co.,Ltd.
Chinese translation rights arranged with Lyon Co.,Ltd.
Through Japan Foreign-Rights Centre/Hongzu Enterprise Co.,Ltd.

版權代理／宏儒企業有限公司

蜂膠的驚人療效

ISBN 957-557-497-4

原 著 者／瀨長良三郎
編 譯 者／楊 少 明
發 行 人／蔡 森 明
出 版 者／大展出版社有限公司
社　　址／台北市北投區（石牌）致遠一路 2 段 12 巷 1 號
電　　話／（02）28236031・28236033・28233123
傳　　真／（02）28272069
郵政劃撥／01669551
E - mail／dah-jaan@ms9.tisnet.net.tw
登 記 證／局版臺業字第 2171 號
承 印 者／高星企業有限公司
裝　　訂／日新裝訂所
排 版 者／千兵企業有限公司
初版 1 刷／1995 年（民 84 年） 2 月
2　　刷／1997 年（民 86 年） 7 月
3　　刷／1999 年（民 88 年） 3 月
4　　刷／2001 年（民 90 年） 3 月

定價／180 元

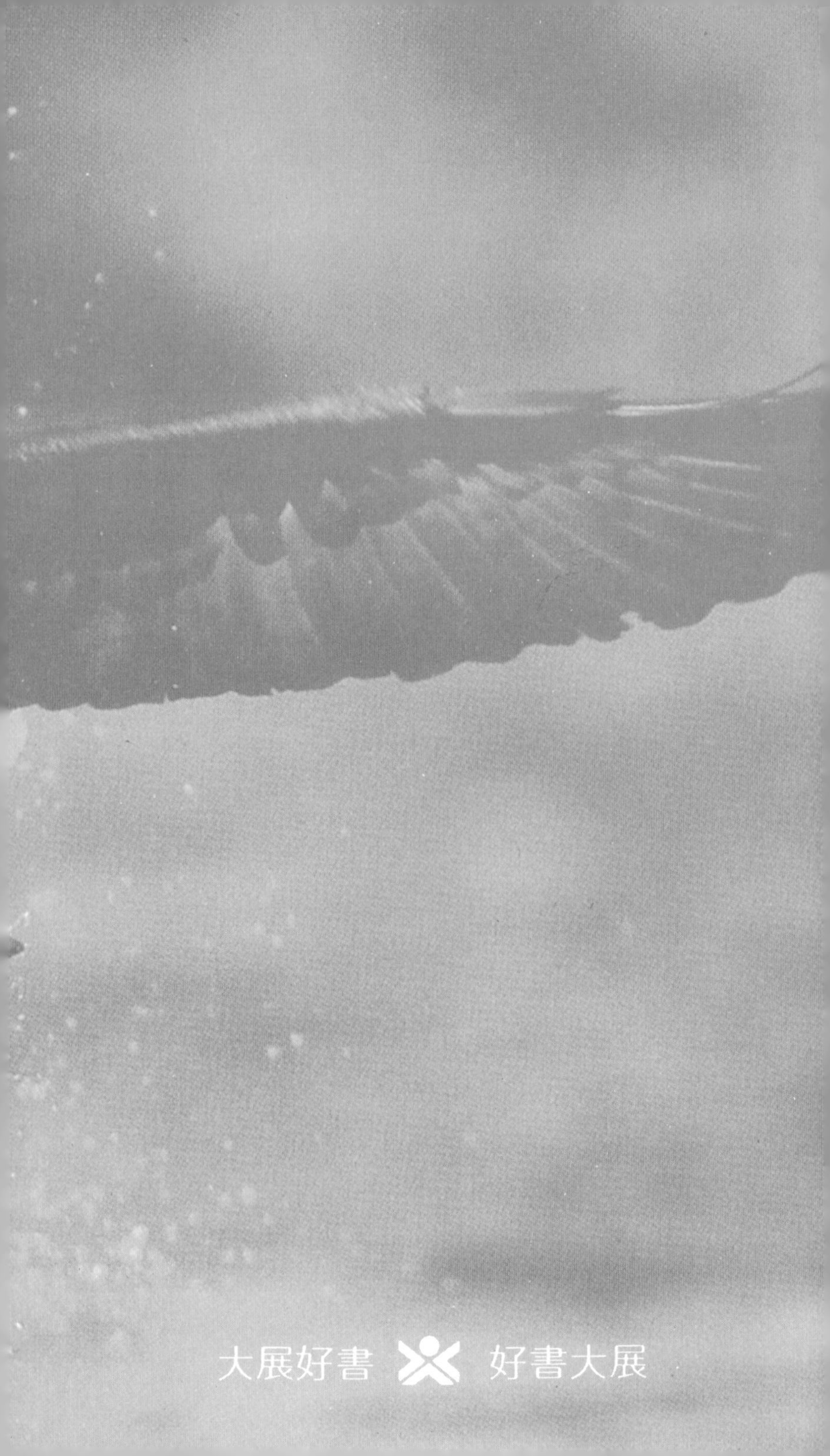
大展好書 好書大展

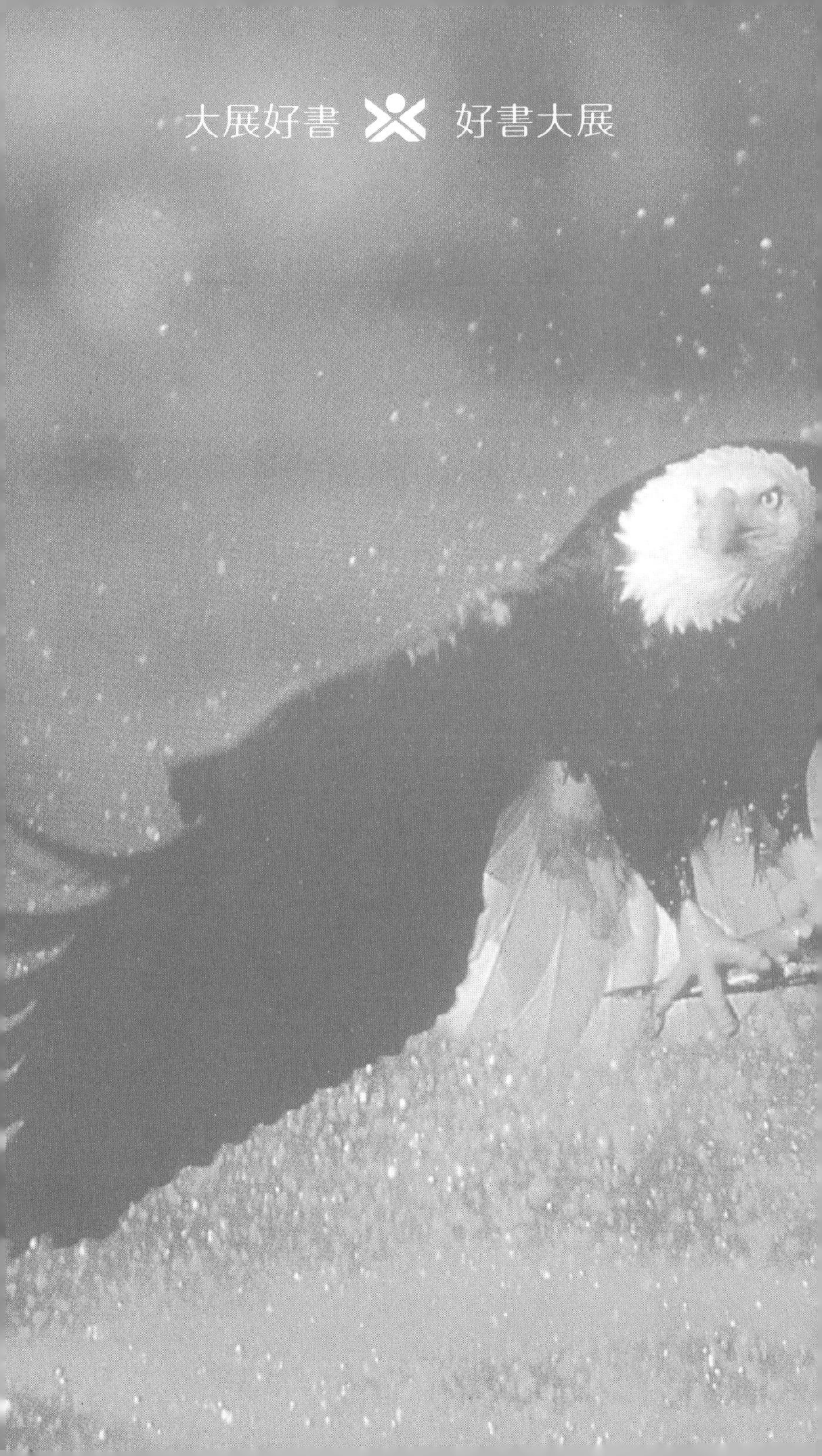
大展好書 好書大展